第14回長崎文献社文化フォーラム レポート

長崎とコロナウイルス

第14回長崎文献社文化フォーラム
2020(令和2)年7月7日NBCビデオホール
主催・株式会社長崎文献社

目　次

刊行に寄せて

新型コロナウイルスという見えざる脅威が地球を覆いつくしている。「文化フォーラム」で登壇した長崎大学熱帯医学研究所の山本太郎博士は、かつて「文明は感染症の〝ゆりかご〟である」と喝破したが、昨年末中国武漢に出現した新型ウイルスは、グローバル化という現代の〝ゆりかご〟の中で急増殖を遂げ、1年たらずの間に世界の感染者数は4000万人に達し、死者は110万人を超えた。そして、新型コロナ大流行（パンデミック）は、さまざまな社会課題や不条理を炙り出しつつ、自身の〝ゆりかご〟であったはずのグローバル化（グローバル経済）の基盤をも突き崩し始めた。我々の日々の暮らしにおいても、多くのこれまでの〝常識〟や〝当たり前〟が覆されそうな勢いである。短い遺伝子を内包した小粒子にすぎないウイルスが、あたかも意思を持つかのように、人間社会に変容を迫っている。山本博士が講演で繰り返し語っているように、人類は有史以来、常にウイルスとともにあり存続と進化を共有してきた。いわば〝共生〟の関係にある。1918年に出現したスペイン風邪は多くの犠牲者を生み社会変容をもたらしたが、やがては収束し共生関係に回帰した。それから1世紀を経て遭遇した今回のパンデミックに、人類はいかに向き合い、収束を演出することができるのか、そして収束後の社会の変容をいかにして善き方向へと制御できるのか、この100年の間に蓄積してきた人類の知の真価が試されることになる。

新型コロナの流行によって改めて注目されているのが、国や地域の行政による防疫対策（感染症対策）である。今や新型コロナ対策は各国政府の中心的政治課題となっている。明治維新期にあって、防疫を行政が担うべき重要機能と位置づけ、現在の厚生労働省を中心とした我が国の保健行政システムの基盤をつくったのが長与専斎である。1838年大村に生まれた専斎は、大坂適塾を経て、長崎医学伝習所でポンペに西洋医学を学んだ。長崎大学医学部草創期の先達の一人である。やがて明治政府の岩倉使節団の一員として欧米を視察する中、公（国家）による国民の健康維持の重要性を確信する。フォーラムでは、専斎研究の第一人者である桃山学院大学小島和貴博士によって、国の保健行政の開拓者としての専斎の溌剌とした生きざまがビビッドに描かれた。

グローバル化という同じ〝ゆりかご〟の中で成長した新型コロナと新自由主義経済。いま、本来相容れない予防対策と経済振興策の間で、国の保健行政は容易ならざる綱渡りを強いられている。

江戸時代、長崎は日本で唯一世界に向けた窓であった。コレラや天然痘、重症の風邪など外国からの感染症は先ず長崎から流行が始まり、日本中に拡がった。一方、これら感染症の予防や治療のための西洋医学の最新技術も長崎から各地に普及した。この時期に創立の基盤を持つ長崎大学が、日本を代表する感染症の教育研究拠点として発展を遂げたのは歴史的因縁であり必然でもあった。この間多くの感染症専門家人材が輩出した。山本博士を始め、昨今の新型コロナ禍にあって、行政のアドバイザーとして、あるいはメディアを介して専門知識や政策の意義を適切な言葉で広く国民と共有するという、国の危機管理上きわめて重要な役割を担っている感染症専門家の多くは長崎大学ゆかりの人々である。

2020年11月

片峰　茂（長崎大学前学長）

第1章
コロナウイルスと長与専斎の先見

桃山学院大学教授　小島　和貴

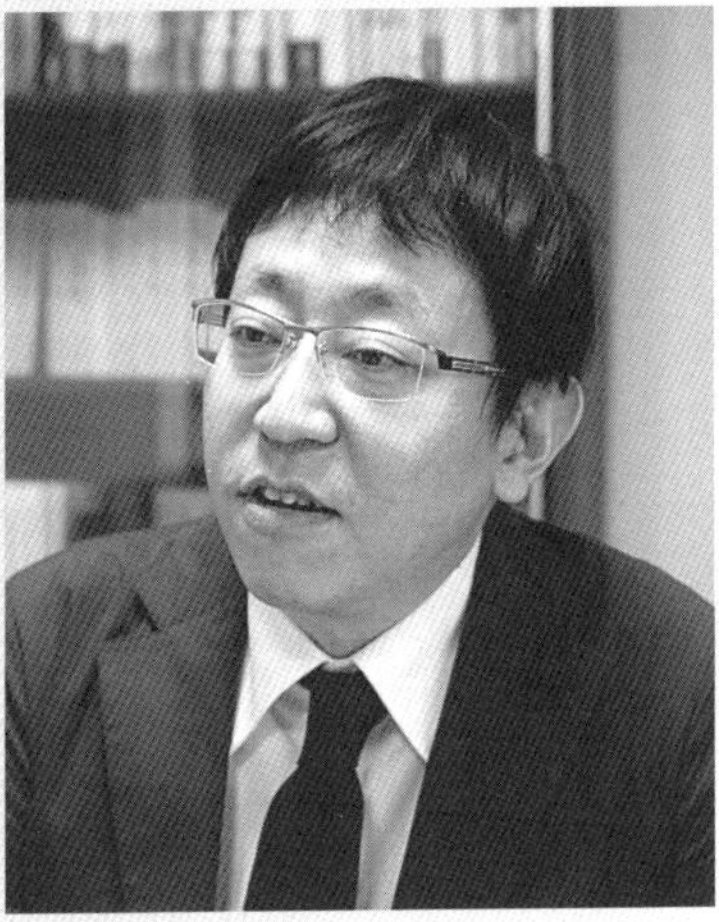

桃山学院大学の小島と申します。

今回、長与専斎がテーマになっているわけですが、医療の分野では緒方洪庵とか後藤新平などはたまに聞くのですが、長与専斎というのはあまり聞かない名前であるなというのが正直なところです。長崎では恐らく知名度もあるんだろうなと思うのですが、なかなか全国区になりません。

ただ、ここにきて、日本の伝染病対策、感染症対策といった文脈で何か議論をしようと考えると、「長与専斎がその基本を作ったんだ、後藤新平や北里柴三郎が活躍できたのも、これは長与の功績のおかげだ」ということが、メディア等にも理解されるようになってきたのかもしれません。

今日のテーマは「長与専斎の先見」ですが、これは、企画を考えると長崎文献社の先見あっての長与専斎ではないのかと思ったりもします。本日は行政学の立場から長与専斎についてお話をさせていただきます。どうぞよろしくお願いいいたします。

日本は戦前から戦後にかけて、いわゆる感染症、かつて伝染病といわ

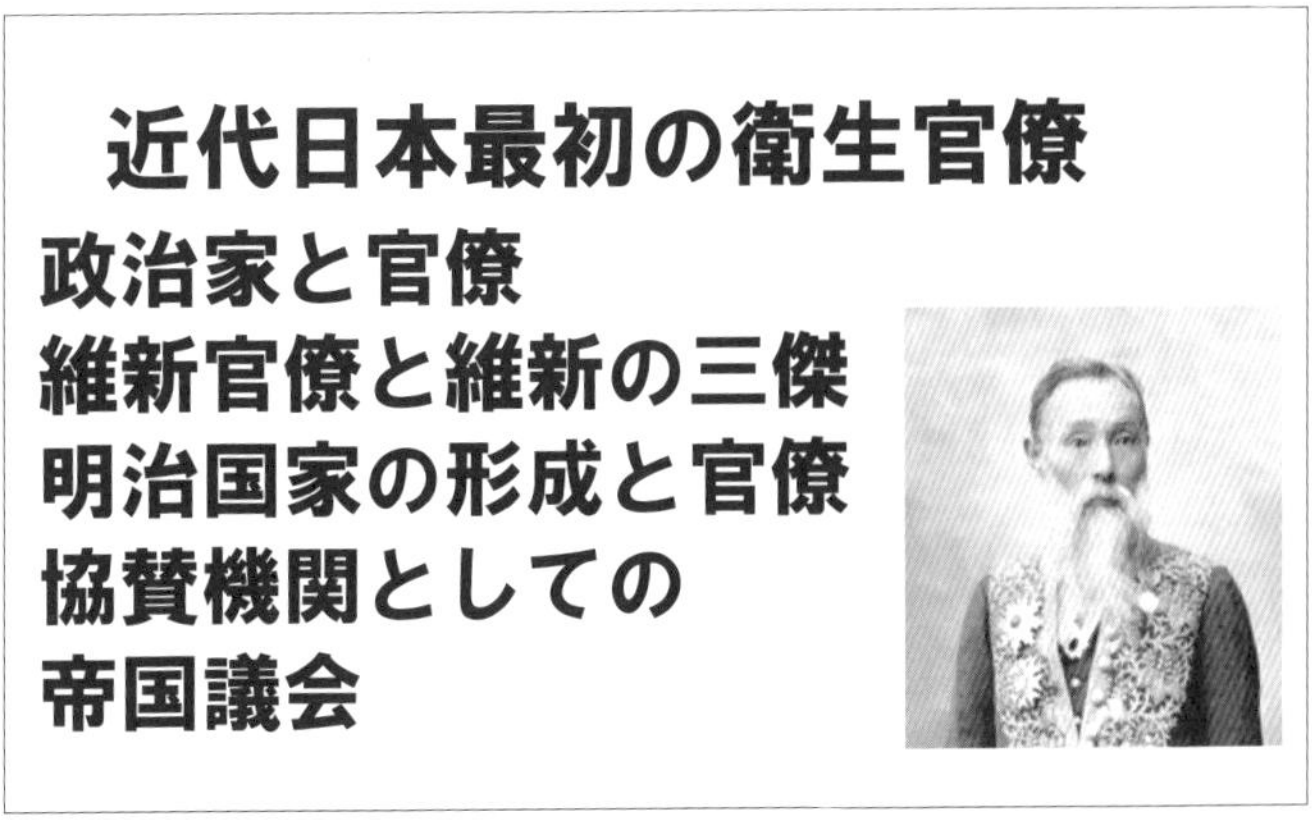
近代日本最初の衛生官僚
政治家と官僚
維新官僚と維新の三傑
明治国家の形成と官僚
協賛機関としての
帝国議会
図1

れていたものが、我々の日常生活をおびやかすというようなことがありました。医学の進歩によって日本の「衛生」というものが半ばもう出来あがったような感じになって、保健所設置区域が再編されたりしておりますが、このコロナの影響で、「やっぱり衛生行政って重要なんだな」と日ごろからもうちょっと注目しなければいけないのではないかという問題意識が持ちあがってきていると感じております。

長与専斎は近代日本最初の衛生官僚

長与専斎はどういった人物か（図1）。一言でいいますと、それは近代日本最初の衛生官僚であるといえます。通常、国をつくるという場合は政治家がつくるというイメージがありますが、日本の場合は官僚がつくってきました。日本の衛生の仕組みをつくったということになりますと、長与専斎のような官僚がクローズアップされてくるということになります。

例えば日本国憲法の41条で国会のことが書いてあります。ここで日本では、国会は国権の最高機関であり唯一の立法機関であるということが記されている。つまり、法律をつくるためには国会がその役割を果たすということになっています。しかし、本当に法律って政治家がつくっているのかなと考えてみますと、作っているかもしれないけれど、本当に全部かなと、ちょっとクエスチョンマークになります。よくよく見ていくと、日本の法律の多くは、行政府がつくっているのです。

法律案は行政府や内閣総理大臣が作っているのかというとそうではな

くて、だいたい各省庁の課長レベルがドラフトというものをつくって、それを省庁の中で議論を重ねて内閣まであげて、内閣提出法案という形で議会に提出されて、議会の議決を経ることで法律となり、法律になると今度は所管省庁が決まります。ここではそのドラフトをつくったところが所管省庁となる。つまり、現代においても明治時代ほどではないにしても、官僚が自分たちで必要な法律を自分たちでつくって自分たちで使うという側面が比較的残っているわけですが、明治時代においては、そうした側面は今よりも大きかったといえます。

議会自体が、戦前の場合は立法機関ではなく協賛機関だったということもありますし、そしてまたヨーロッパの歴史で考えると、ヨーロッパはフランス革命のように近代市民革命がおきて、そのあと議会ができて議会中心の国家運営というものが模索されて、その中で伝染病や貧困、医療、失業の問題がおきます。そこで、国家というものは福祉のことをやらなければいけない、となり、福祉国家ができてきます。ただ、貧困や伝染病の問題は職業政治家では対応するのは難しく、そうした情報に精通している官僚が国家の運営の中で影響力を増すということになります。そうなってくると、それは行政府が主導権を握る「行政国家」というふうにいわれることになります。

つまり、ヨーロッパでは福祉国家になることで行政国家現象に注目する傾向があるように思いますが、日本の場合は福祉国家になるならない関係なく、戦前から行政国家なのです。日本は、議会が国家運営の中心になるということはあまりなくて、行政の官僚が大きな役割を果たしてきたという側面があると思います。そのため、日本の感染症対策を考えるということになれば、長与専斎をぬきにはできなくなります。

大村で生まれ、大坂の適塾で新たな人脈を作る

長与専斎を語るときには、適塾《てきじゅく》がよく出てきます。専斎は長崎県の大村出身で、幼少期より祖父に育てられるわけです。この祖父の俊達《しゅんたつ》が西洋医

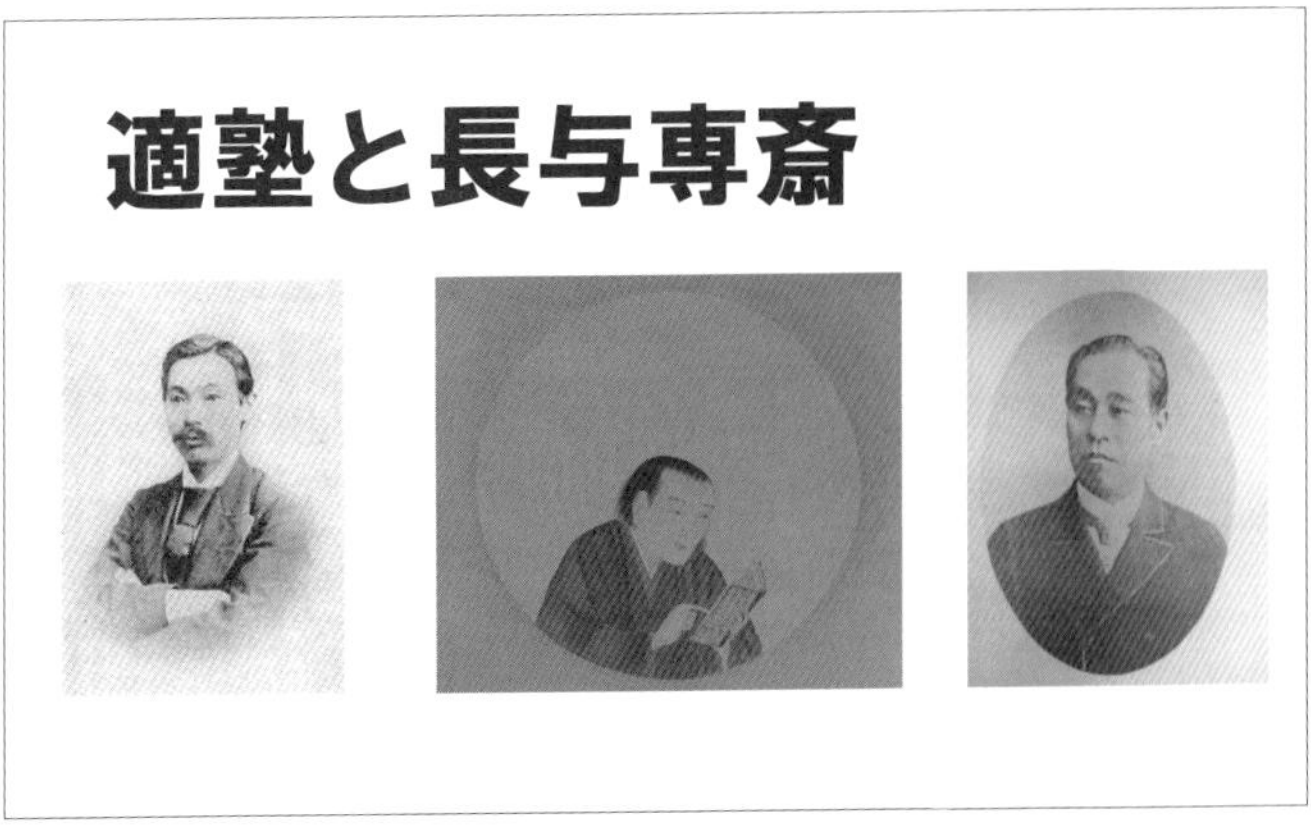

図2

学に関心があったこともあり、西洋の知識を吸収するということにおいては比較的恵まれた環境に育ちました。専斎は漢学についても精通していき、西洋のことについては、大坂の適塾で学び、その理解を深めていきました。この適塾を主宰していたのがスライド（図2）の真ん中にいる緒方洪庵という人でありました。

　この適塾にはいろいろな人たちがいて、医者になるとか医学を学ぶ人だけでなく、蘭学そのものに興味がある人達も集まり、勉強しました。専斎はここで、蘭学に対する知識を増やすだけ

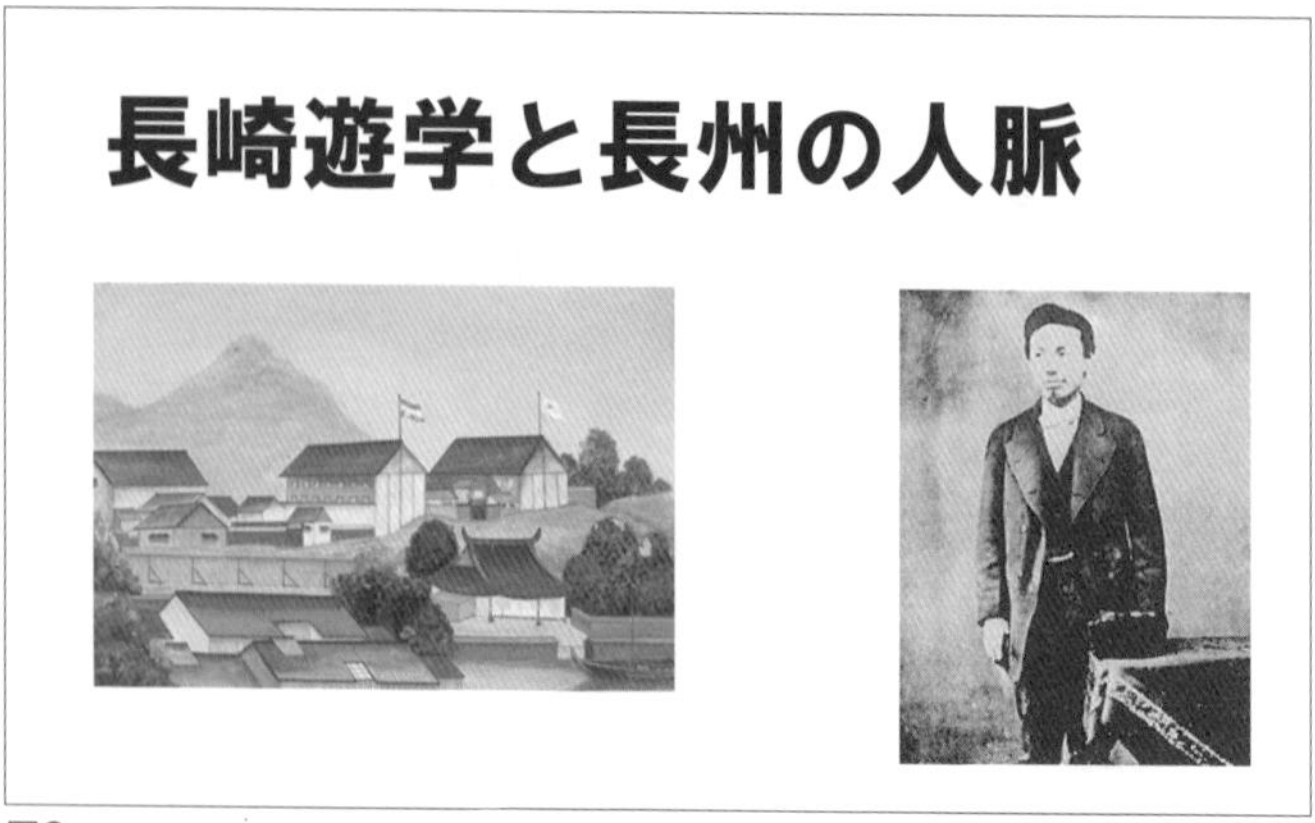

図3

でなく、その後の人生において役割を果たす新しい人脈を形成しました。写真スライド向かって右が福沢諭吉で、専斎は適塾において福沢に会っています。そして、左側にいるのが専斎の若いころの写真です。

福沢諭吉も勉強ができたので、適塾の塾頭を務めましたが、その福沢が東京に出る際に、後を継いで塾頭になったのが専斎でした。今回出版した「長与専斎」の本では、専斎が塾頭であった時の塾生名簿を紹介しています。

井上馨と出会った長崎の小島養生所

専斎は適塾を後にしまして、本場オランダの医学を直接学ぶために長崎遊学を決めます。写真スライド（図3）左側は長崎の人にとってはなじみがあるのではないかと思います。これは、かつての小島養生所といわれる建物ですね。非常にりっぱなもので、ここでオランダ人医師から直接医学を学ぶことをしました。

専斎の長崎遊学時代は、医学の知識を学ぶとともに、もうひとつ大きな出来事がありました。福沢との出会いは適塾でしたが、長崎遊学では長州人脈との出会いがありました。スライドの右は井上馨の若いころです。井上は実力者として長州系の人脈の中で重要な位置を占めており、この井上が専斎の医学・医療制度改革を支持しました。

専斎は長崎時代、自分が学ぶだけではなく、医学を学ぶための制度改革を行います。その時に、いろいろな書物や医療器具を購入し、そして欧州のように医学を学ぶときに教養課程と専門課程とに分けました。長崎には専門課

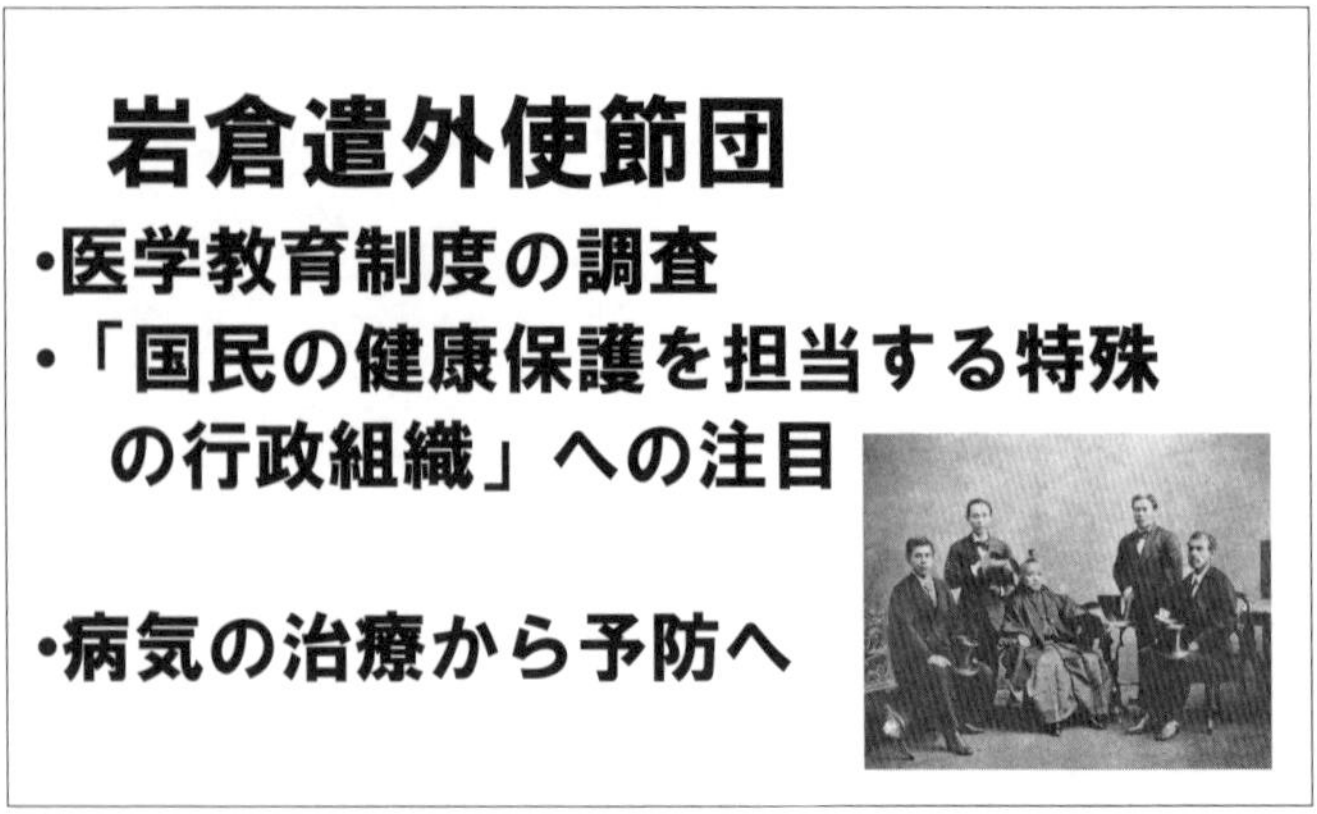
岩倉遣外使節団
・医学教育制度の調査
・「国民の健康保護を担当する特殊の行政組織」への注目
・病気の治療から予防へ

図4

程の教員はいたけれど、教養課程の教員はいないということで、その教員の雇い入れについては井上が尽力してくれたと専斎は感謝しました。

専斎の方向性を決定した岩倉遣外使節団随行

長崎で医学の勉強をしている最中、時は江戸時代から明治時代に代わります。明治時代になると長崎の医学校も明治政府の管理下に置かれるようになります。専斎はそこで活動しており、そのまま文部省の官僚になります。

その後、専斎は長崎から東京に出て、

医学・医療制度改革をしようと思っていたわけですが、自分を取り巻く東京での環境と長崎の事情が異なっていて、ちょっと様子をみていました。

その時、当時の政府の重鎮だった岩倉具視という人を中心に遣外使節団（図4）が結成され、不平等条約の改正や西欧諸国の諸制度の調査を行うという話があることを知るわけです。専斎は、この使節団になんとか参加したいという希望をいろいろな人に進言し、伊藤博文などの長州系の人の後押しで、ついにその随行が許されることになりました。

当時の専斎のミッションは医学教育制度の調査でした。それに加えて、ヘルス、サニタリーやゲズンドハイツプフレーゲなどの言葉を西洋人が使っているのを耳にして、当初はそれを「保健」や「健康」という意味合いでとらえていました。しかし実は単なる「健康」という意味合いではなくて、住民の「健康保護を担当する特種の行政組織」が備わっていて、政府が住民の健康増進を図る役割があることを知ることになります。

江戸時代は「養生《ようじょう》」という行いが紹介されておりました。それは、早寝早起きをしましょうとか暴飲暴食はやめましょうという、自分の健康は自分で管理しましょうという取り組みでしたが、西洋ではそうではなくて、政府が住民の健康増進にあずかっているんだということを知るわけです。そして、病気になったあとの対応だけではなく病気になる前の対応をしていく、つまり治療だけではなく予防をやっていくんだということを知って、日本が目指している西洋諸国はこうした予防に対する取り組みがある、日本が西洋のようになるためにはこうした仕組みを取り入れる必要があると考えました。

病気の予防、あるいは住民の健康増進に医学の知識を使う、そのためには医学の知識に精通している自分がこの役を担おうということで帰国後、取り組みを始めることになったわけであります。

「保健所」や「専門家会議」最初に考えたのは専斎だった

岩倉遣外使節団から帰国した専斎には文部省の医務局長というポスト

医制（明治7年）

・医療や衛生分野の基本法
・衛生行政の導入の宣言
・医師の国家管理の開始、
など

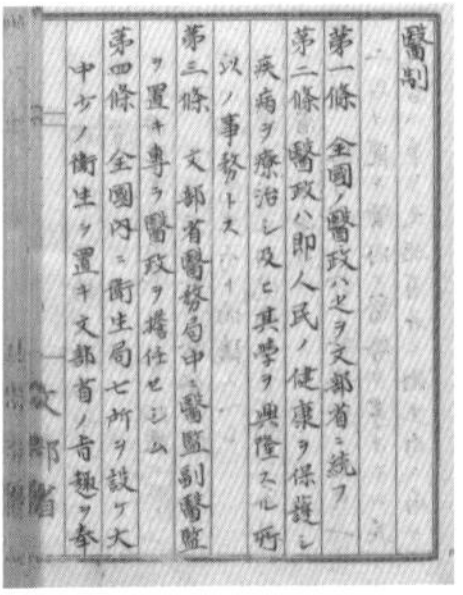
醫制
第一條　全國ノ醫政ハ之ヲ文部省ニ統フ
第二條　醫政ハ即人民ノ健康ヲ保護シ
疾病ヲ療治シ及ヒ其學ヲ興隆スル所
以ノ事務トス
第三條　文部省醫務局中ニ醫監副醫監
ヲ置キ專ラ醫政ヲ擔任セシム
第四條　全國内ニ衛生局七所ヲ設ケ大
中少ノ衛生ヲ置キ文部省ノ旨趣ヲ奉
文部省

図5

が用意され、「医制」（図5）の制定に着手することになりました。医制というのは、医療や衛生分野の基本法です。例えば医制の第一条には「全国の医制は文部省によって行われる」とか、「医制は人民の健康を保護することだ」また「全国に衛生局を設置しますよ」などが盛り込まれています。こうした仕組みは江戸時代にはなく、まさに、新しい取り組みです。

今の衛生行政の基本的枠組みは、長与専斎によって作られたと言っても過言ではありません。現在は衛生行政を進めるために、厚生労働省があり、府県を通じて保健所などの仕組みをつくり、保健師さんたちが健康増進に取り組むという流れがあるかと思いますが、そうした基本的な指揮命令系統や調整の仕組みをつくりあげたのは長与専斎です。

そして、今回のコロナ対策では、「専門家会議」が注目を集めましたが、これと同じような専門家会議の仕組みを作ったのも専斎でした。

明治12年（1879）にコレラが流行りますが、そのとき、専門家会議のようなものを作ってそこでの知見を政策に反映させるという仕組みをつくっています。「衛生行政の基礎を作り上げたのは長与専斎である」という言葉の意味するのはそういうことです。ただ、なかなかそれがわかりにくいので、専斎が評価されにくいということではあります。

後藤新平をはじめとする後進の指導・育成や、戦後にいたるまでの衛生行政の枠組み、もしくは政策を展開する土壌づくりを担ったのが専斎なので、非常に重要な役割を担っています。しかしこうした業績がなかなか伝わりにくいことから、これまであまり評価されてこなかった要因ではないかと考えます。

もうひとつ、この医制において取り組まれた大きなこととして医師の国家管理の開始があげられます。つまり、江戸時代は医師の国家試験はなくて、明治以降に医者になるためには政府が用意した試験に及第して、そして医師免許というものをもって活動してくださいねという取り組みがなされ、医者の位置づけが変わるわけであります。

明治期以降、日本は医療の西洋化を進めるとしたため、専斎の取り組みである医師国家試験の試験問題も西洋医学に基づいたものになります。そうなると、江戸時代に中心となっていた漢方医は極端に不利になります。漢方医の持っている知識は試験にでてこないので西洋医学を学ぶしかありません。こうして漢方医は後進を育てるのが極端に難しくなってきたことから、専斎の取り組みに反対して何とかやめさせようとしていました。

衛生行政だけでなく医師の国家管理にも取り組む中で、専斎にとってその推進は大きな課題でした。漢方医からかなりの抵抗があったと、のちに

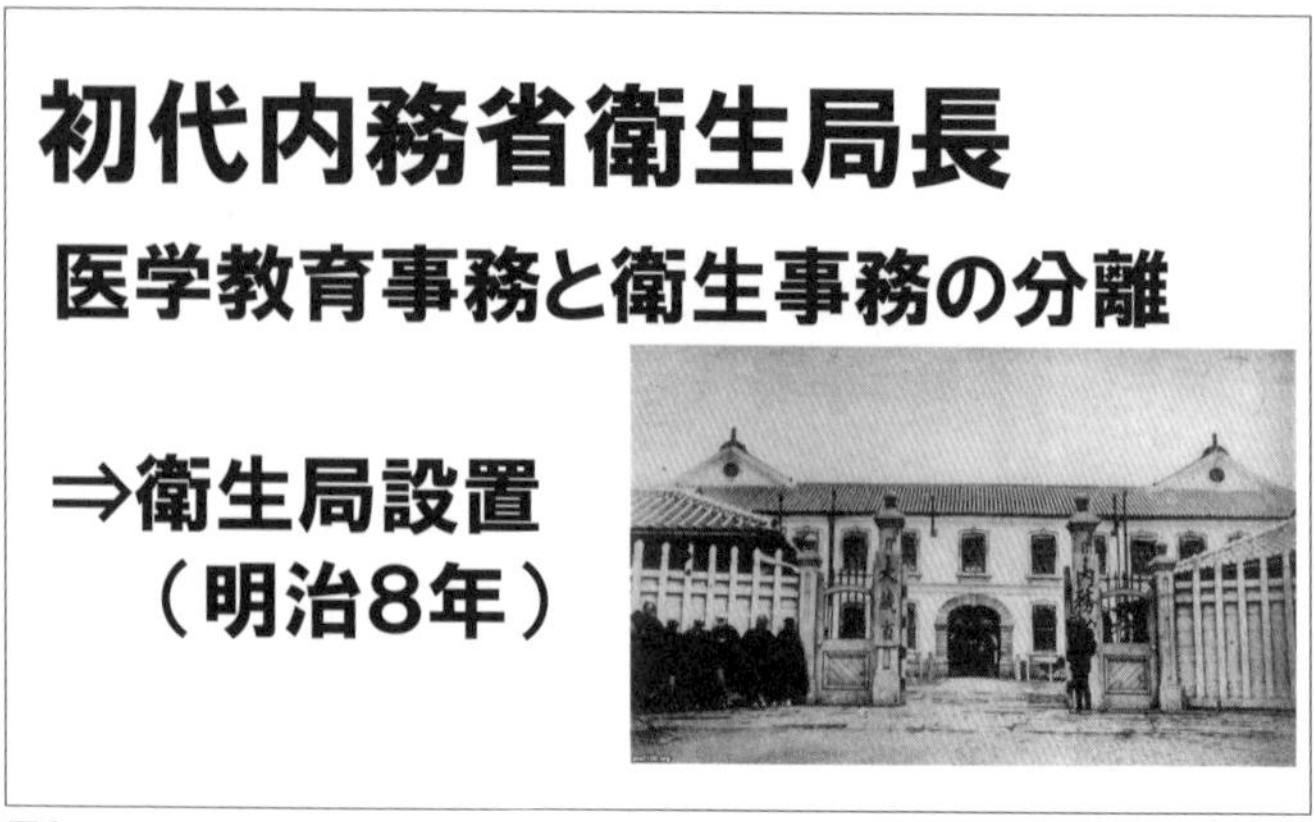
初代内務省衛生局長
医学教育事務と衛生事務の分離
⇒衛生局設置
（明治8年）

図6

専斎は往時をふり返っています。

明治7年（1874）に医制の制定を実現した専斎は、明治8年（1875）には内務省に衛生局が設置され、その責任者になります（図6）。明治7年の医制は衛生行政と医学教育行政のことが書かれていたわけですが、医学教育は文部省に残し、衛生事務は内務省へ移管されることになりました。専斎は、衛生行政は地方行政と警察行政との連携が求められるとしていたことから、それらを所管する内務省が衛生行政を担うことになったことで、その意向に沿った形になったといえます。

当初、この衛生局は別の名前で呼ばれていたのですが、どういう部局の名前にするかという段になり住民の健康増進事業として医制が制定されるときに「衛生」と名付けたのだから、健康増進事業を所管する部局を「衛生局」とし、専斎はこの初代局長としておよそ16年にわたって衛生行政の陣頭指揮をとることになります。ですから、「近代日本の最初の衛生官僚」という言葉の意味するところは、日本の衛生行政は長与専斎によってはじめられたということです。

虎列剌(コレラ)退治は官と民が一体となって

日本に、ドイツやヨーロッパの衛生行政の仕組みを取り入れようと取り組んでいた専斎の前に突如として現れたのがコレラの流行でした(図7)。

江戸時代にもコレラは流行していましたが、明治以降初めて流行したのが明治10年(1877)です。その後明治12年(1879)、15年(1882)、19年(1886)と間歇的にコレラが流行することになります。明治12年や

コレラの流行とコレラ予防の「心得書」

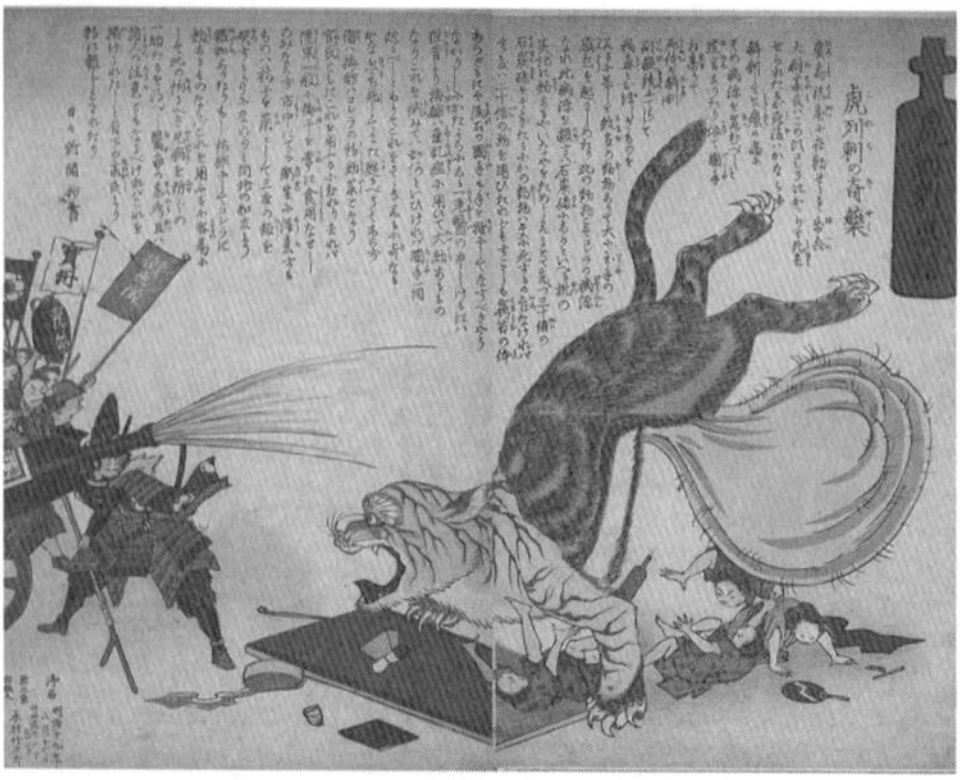

虎列剌病予防法心得(明治10年の「心得書」)

- 明治10年のコレラの流行に際して公布される。
- 開港検疫、患者宅の隔離、便所や下水の清潔を求める。

伝染病予防法心得書(明治13年の「心得書」)

- 伝染病予防規則の効果を高めるために公布される。
- 「清潔法」、「攝生法」、「隔離法」、「消毒法」を重視する。

虎列剌病予防消毒心得書(明治19年の「心得書」)

- 明治13年の「心得書」の効果を高めるために公布される。
- 隔離と消毒および警察官の介入を促す。

虎列剌病予防消毒心得書の修正(修正明治19年の「心得書」)

- 「撲滅法」の前提として「予防準備」の章が加えられる。
- 「予防準備」に際して住民の役割を求める。

伝染病予防及消毒心得書(明治23年の「心得書」)

- 医師、衛生組合、住民、衛生主務吏員、警察官等に注目。
- 医師の判断と衛生主務吏員や警察官の活動

図7

19年の被害はひどく、どちらも10万人以上の人命が失われました。

政府としてもあまりにコレラの被害が大きいので無視できなくなり、コレラ対策をたてました。その対策が「心得書」というものです。これの詳細については『長崎偉人伝　長与専斎』にも書いてありますが、いくつか出されています。

明治10年のものが最初で、明治13年には伝染病予防規則というのができ、それを具体化させる役割をもちました。伝染病予防規則は今の感染症法につらなる最初のものです。明治19年（1886）の心得書は、警察力を高めるため、警察の住民生活への介入を強化するために出されたものです。専斎は「これはだめだ」と猛烈に反発しています。

専斎は衛生行政において強制力を重視はしていましたが、住民の理解あっての衛生行政、つまり政府がどんなにりっぱなものをうちたてても、それが住民に理解されなければ、効果は半減してしまうとしています。衛生行政の効果を高めるためには住民の協力が必要だと言っています。だから折に触れて、衛生行政は官民の融和が重要だとするのです。

行政の現場では、警察を活用するが、実際には住民は協力しない。例えば患者が出た時も「出た」と本来は言わなければいけないのに隠ぺいする。やはり住民は自身の健康管理にも関心を持つ必要があるとの判断から、明治19年の「心得書」は翌年には早くも修正されることとなりました。これが「修正明治19年の心得書」です。さらに、住民だけでなく、医者や行政吏員、警察はそれぞれに役割を果たさなければいけませんよとして、「官」と「民」の協調を推し進めるべくだされるのが、明治23年の「心得書」となります。これはいうなれば、専斎の思いを集大成したようなものでした。そしてこれが出た翌年、専斎は衛生局長を退任します。

今でこそコレラはコレラ菌によって感染するという仕組みがわかっていますが、明治10年（１８７７）や13年（１８８０）の段階では、なぜコレラ患者が発生するのかがわかっていませんでした。単に恐ろしいものであり、スライドの絵のように、架空の動物をもってしてコレラの恐ろしさを現し、

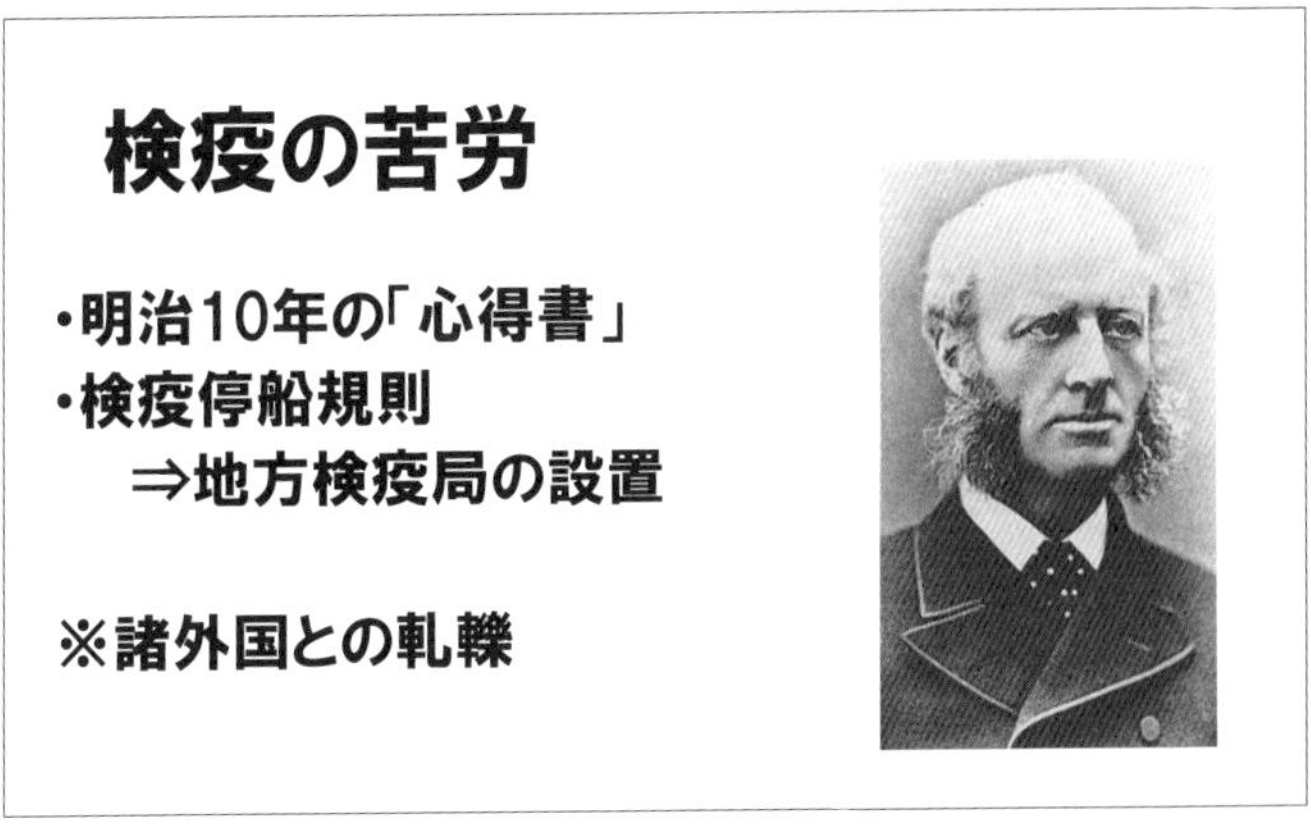
検疫の苦労
・明治10年の「心得書」
・検疫停船規則
⇒地方検疫局の設置
※諸外国との軋轢

図8

消毒薬を散布することでこの恐ろしいものを退治しようとする「コレライメージ」がつくられていきました。

パークスに苦しめられる検疫最前線

今回の新型コロナは中国発だったわけですが、一方でコレラはもともとインドの風土病でしたが、これが中国経由で日本に入ってきます。この時海外から入ってきたことから、検疫が重要視されました。

当時、不平等条約の中にあって諸外国の協力が得られにくいというのがありました。（図8）この右側はイギリスのパークスですが、日本が検疫をやりたいといっても、日本の要請よりも、自国の感染症への理解を優先し、日本の検疫を受け入れないということがありました。明治12年（1879）のコレラ流行のときには検疫停船規則というものをつくり、港には地方検疫局の設置をしました。しかしそれでも、なかなか諸外国の協力は得られず、専斎たちはどうしたものかと思案するわけです。

結局、日本の衛生行政の仕組みについて理解が得られにくいから、もっとそのプレゼンスを高めていかなければいけないのではないかという考えに至りました。

そこで出てくるのが、明治15年（1882）の「衛生事務拡張論」（図9）です。これは当時、諮問機関である中央衛生会の委員だった高木兼寛と池田謙斎、彼らは専斎といっしょに近代日本衛生行政の形成に取り組んできた人たちですが、彼らが衛生行政はこのままではいけないということで、衛生事務を拡張して衛生行政の影響力を高めていきたいということを主

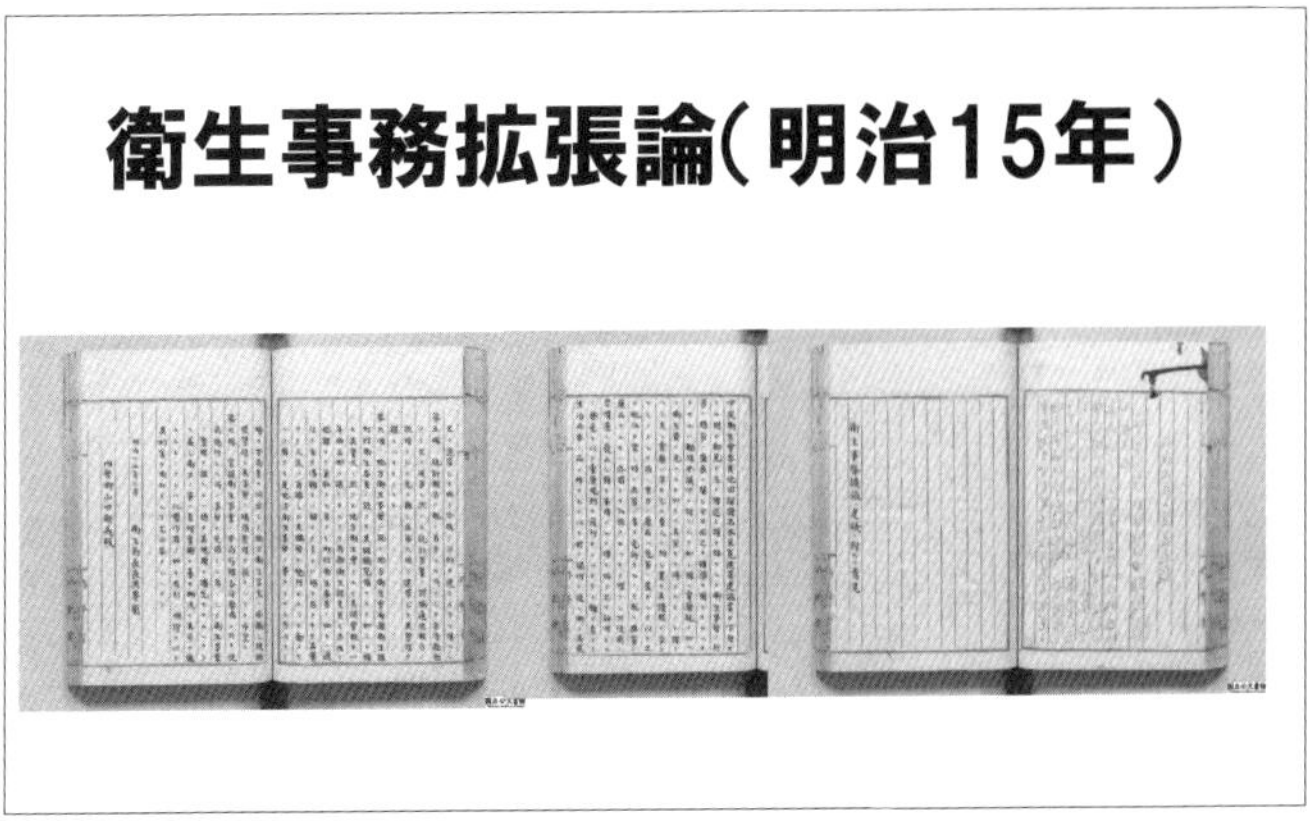

図9

張するわけです。

この中で、明治10年（1877）や12年（1879）の検疫がうまくいかなかったのは、諸外国には衛生を担当するための中央の組織が備わっており、実働部隊となる検疫委員などの衛生吏員が政府の中で承認されているという理解がありました。

ところが日本では政府の衛生行政や地方の行政機関はなかなか承認されていない、そこで衛生行政機構をもっとしっかりしたものに変えていこうという提言を出しました。この提言に関しては、専斎もその通りだということで支持表明としてみずからも意見書を出しています。当時の内務卿も支持をしましたが、行政機構の拡充はなかなか認められず、衛生予算の拡充でおわっています。

ただ、この時、衛生局独立論が唱えられ、「衛生局は内務省の一部局ではなく独立した部局にすべきだ」とされ、これが昭和13年（1938）の厚生省の設置として実現します。つまり、内務省の中では比較的早くから衛生行政のための独立した部局の必要性が唱えられていたことが確認できます。

「大日本私立衛生会」創設でめざしたもの

ところで、専斎は明治10年以降コレラ対策に奔走するわけでありますが、その間に、明治12年（1879）のコレラ対策以降、諮問機関として中央衛生会や地方衛生会を設置し、府県には衛生課を設置し、町村には衛生委員を設置し、内務省衛生局の意向を住民に伝えるための仕組みを作りま

大日本私立衛生会の創設（明治16年）

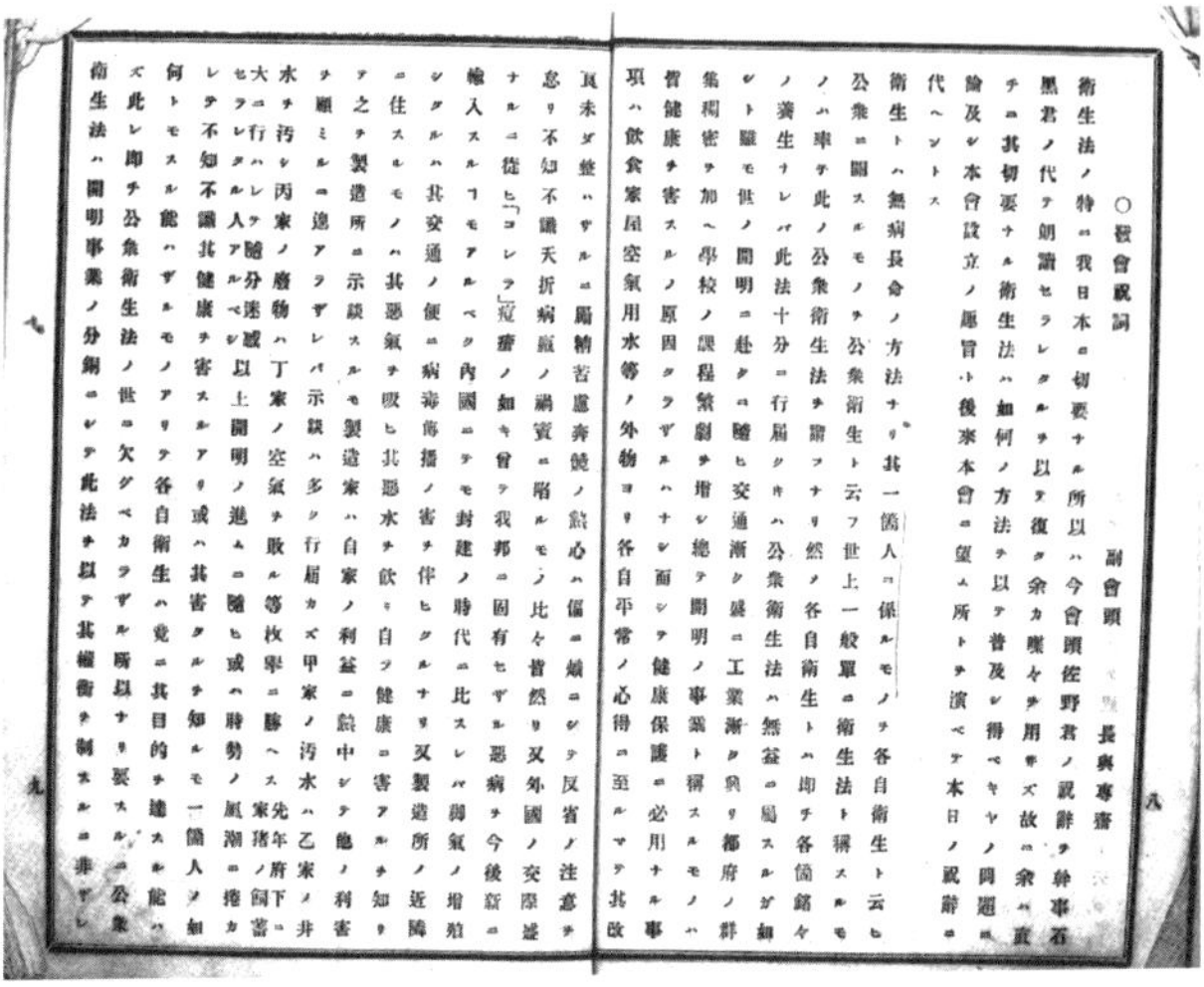

○發會祝詞　副會頭　長與專齋

衛生法ノ特ニ我日本ニ切要ナル所以ハ今會頭佐野君ノ祝辭ヲ幹事石黑君ノ代テ朗讀セラレタルヲ以テ復タ余カ喋々ヲ用ヰズ故ニ余ハ直チニ其切要ナル衛生法ハ如何ノ方法ヲ以テ普及シ得ベキヤノ問題ニ論及シ本會設立ノ趣旨ト後來本會ニ望ム所トヲ演ベテ本日ノ祝辭ニ代ヘントス

衛生トハ無病長命ノ方法ナリ其一個人ニ保ルモノヲ各自衛生ト云ヒ公衆ニ關スルモノヲ公衆衛生ト云フ世上一般單ニ衛生法ト稱スルモノハ率ネ此ノ公衆衛生法ヲ謂フナリ然メ各自衛生トハ即チ各個銘々ノ養生ナレバ此法十分ニ行届クキハ公衆衛生法ハ無益ニ屬スルガ如シト雖モ世ノ開明ニ赴クニ隨ヒ交通漸ク盛ニ工業漸ク興リ都府ノ群集稠密ヲ加ヘ學校ノ課程繁劇ヲ增シ總テ開明ノ事業ト稱スルモノハ皆健康ヲ害スルノ原因タラザルハナシ而シテ健康保護ニ必用ナル事項ハ飲食家屋空氣用水等ノ外物ヨリ各自平常ノ心得ニ至ルマテ其改良未ダ整ハザルニ屬精苦慮奔競ノ餘心ハ偏ニ熾ニシテ反省ノ注意ヲ怠リ不知不識夭折病羸ノ禍實ニ陷ルモノ比々皆然リ又外國ノ交際盛ナルニ從ヒ「コレラ」痘瘡ノ如キ曾テ我邦ニ固有セザル惡病ヲ今後新ニ輸入スルコモアルベク內國ニテモ封建ノ時代ニ比スレバ脚氣ノ增殖シタルハ其交通ノ便ニ病毒傳播ノ害ヲ伴ヒタルナリ又製造所ノ近隣ニ住スルモノハ其惡氣ヲ吸ヒ其惡水ヲ飲ミ自ラ健康ニ害アルヲ知リテ之ヲ製造所ニ示談スルモ製造家ハ自家ノ利益ニ熱中シテ他ノ利害ヲ顧ミルニ遑アラザレバ示談ハ多ク行届カズ甲家ノ汚水ハ乙家ノ井水ヲ汚シ丙家ノ廢物ハ丁家ノ空氣ヲ敗ル等枚擧ニ勝ヘズ先年府下ニ家猪ノ飼畜大ニ行ハレテ隨分迷惑セラレタル人アルベシ以上開明ノ進ムニ隨ヒ或ハ時勢ノ風潮ニ捲カレテ不知不識其健康ヲ害スルアリ或ハ其害タルヲ知ルモ一個人ノ如何トモスル能ハザルモノアリテ各自衛生ハ竟ニ其目的ヲ達スル能ハズ此レ即チ公衆衛生法ノ世ニ欠クベカラザル所以ナリ要スルニ公衆衛生法ハ開明事業ノ分銅ニシテ此法ヲ以テ其權衡ヲ制スルニ非ザレ

・半官・半民の組織

・「各自衛生」・「公衆衛生」

・「官民の融和」の推進

図10

した。

ところが住民は、その行政サイドの意向を十分に理解することができておらず、行政からの問いかけを無視する行動にでます。そこで、やはり住民の理解というものが重要だということで、明治16年（1883）に「大日本私立衛生会」なるものを創設します（図10）。これは、半官・半民の組織で、官僚と住民代表が対話を繰り返す中で住民の衛生知識の向上をめざし、衛生行政の効果を高めるための仕掛けとなることを予定したわけです。

確かに、健康増進のためには各自の養生的な取り組みは必要ですが、重要なのは公衆衛生の法であると専斎はいいます。政府が行政権限を使って関わることで住民の健康増進は達成されるとした立場です。

そのためには、官民が融和し、協調することが必要で、大日本私立衛生会への期待が膨らみました。専斎は亡くなる直前までこの会の中心的な役割を果たしていきます。行政サイドの仕組みをサプライサイドとするならば、それを受容する側、つまりディマンドサイドの協力や関わりが能動的になされることで住民の健康増進や伝染病対策が効果をあげるということへの理解が、専斎には強くあったことが確認できます。この視点は、従来の専斎に関する議論ではあまり打ち出されておらず、私が特に強調したい点です。

専斎が今日の公衆衛生に与えた影響、果たした役割を考えるならば、この行政サイドと住民サイドの協調の仕組みづくり、これにかなり自覚的に、そして積極的に取り組んだ、ここに専斎の先見性を確認することができると、私は考えております。

コレラの予防のために上下水道を整備

専斎はあまり各論の議論を展開することはなく、衛生行政のための大枠の「土壌づくり」あるいは仕組みづくりに力を注いでいます。

その一方で、「衛生工事」にはしっかり取り組んでいます(図11)。上水道、下水道の整備、あるいは住宅計画、風通しの良い家をいかにして実現する

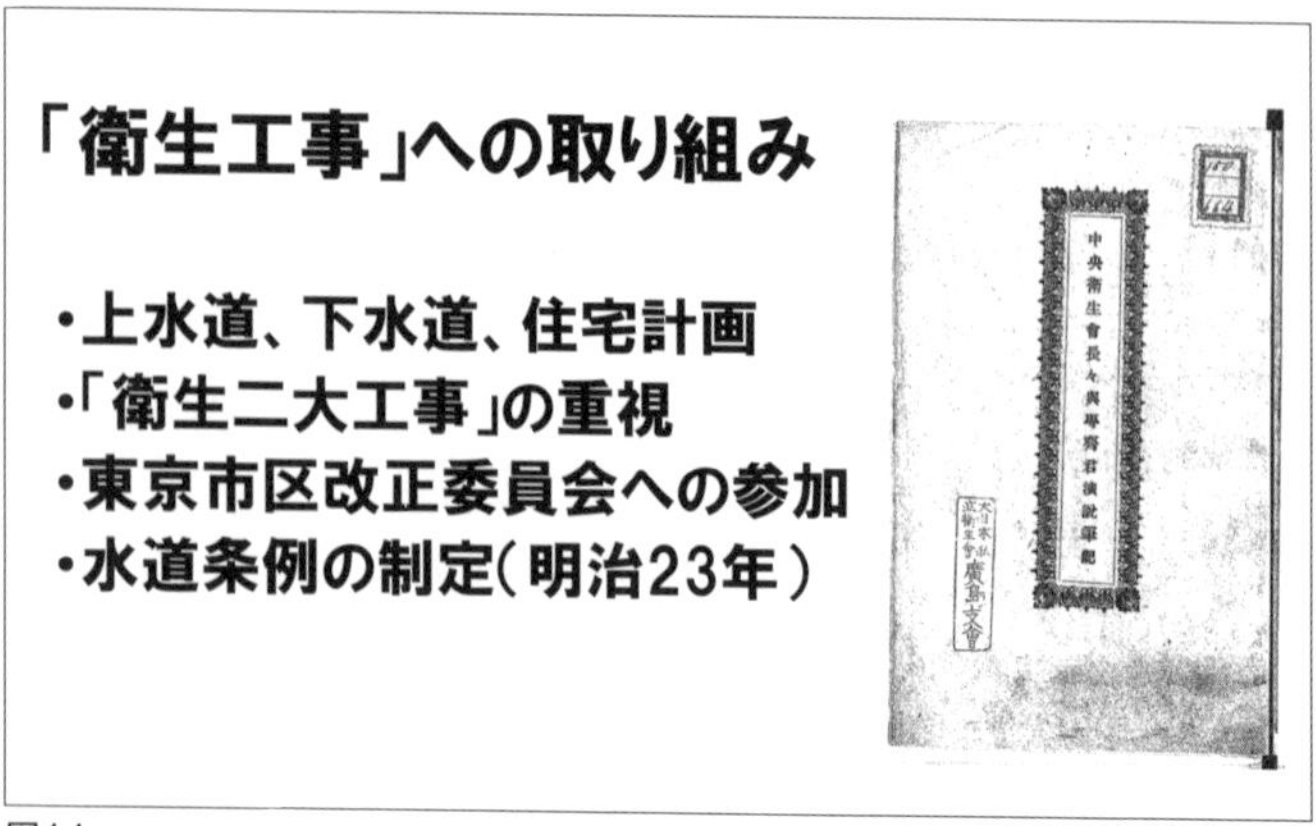
「衛生工事」への取り組み
・上水道、下水道、住宅計画
・「衛生二大工事」の重視
・東京市区改正委員会への参加
・水道条例の制定（明治23年）
図11

のかなどが求められています。

特に上下水道の整備は、これを「衛生二大工事」といって明治の初期から中期にかけて重視していました。なぜならばコレラ患者は、コレラ菌に汚染された水を通じて発生していたので、水の管理をクリアすることによってコレラ対策は成功する、つまりコレラ対策の本体基本は「衛生工事」の成否いかんにかかっていると、専斎自身は位置づけておりました。

専斎はただアイディアを打ち出すだけでなく、東京に市区改正委員会が設置された折には自ら委員になって東京の整備に尽力します。東京、あるいは各地の水道敷設の取り組みが評価され、明治23年（1890）には水道条例の制定にいたります。

この水道条例にも、「官」と「民」の協調のための構図が示されてました。ここでは水道というのも行政サイドだけが役割を果たすだけでなく、住民も役割を果たし、相互に健康増進に取り組むということが打ち出されているのが見て取れます。

後藤新平を世に出したのは専斎の功績のひとつ

専斎が今日の日本の衛生行政に果たした役割として、自身の後進の育成にも取り組んだことが忘れることができない点です。その中の一人が後藤新平です（図12）。

後藤は衛生官僚として活躍し、その後、台湾の統治事業に関わったり、南満州鉄道（満鉄）の経営に携わったり、あるいは関東大震災後の復興に際してもよく名前が出てくることから、官僚というより政治家として語られ

後進の育成：後藤新平

- 「健康警察医官」設置構想
- 「愛衆社」の設立
- 内務省衛生局官僚（明治16年）
- 『国家衛生原理』（明治22年）
- ドイツ留学（明治23年4月）
- 『衛生制度論』（明治23年9月）
- 衛生局長（明治25年）
- 伝染病予防法制定（明治30年）

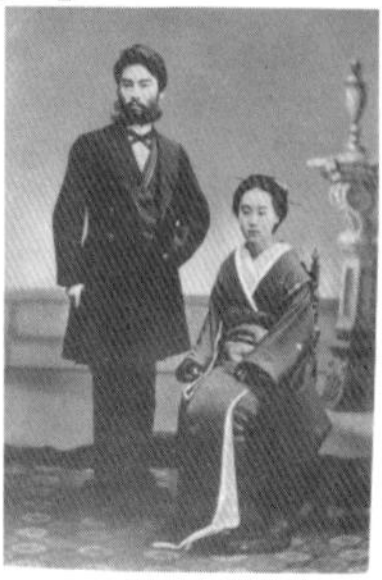

図12

ることもあります。ただ、専斎とのかかわりでいうと衛生官僚といえます。

後藤は岩手県の出身で、医学を学び、愛知県に赴任します。愛知県病院で医者として活動する傍ら「健康警察医官」の設置や、「愛衆社」の活動を求めるようになります。「健康警察医官」とは、後藤の場合は「医官」というように、医学への通暁が強調される傾向にありますが、住民との関係においては専斎の唱える衛生委員と同じようなもので、政府の立場にたち健康増進に関わる吏員、つまり公務員のことです。この場合、健康警察医官に「警察」と入っているのは、警察官が衛生行政の仕組みに入ったんじゃないかとの指摘につながることも考えられますが、ここでの「警察」は、政府とか行政といった広い意味合いで使われていた点に注目しておきたいと思います。「警察」は時代が下るに従い、治安の維持や「ポリスマン」という意味合いに特化する行政の言葉になっていきます。

また、「愛衆社」は専斎の大日本私立衛生会と同じで、住民の間に病気の予防に関する知識を広めていきましょうという活動が期待されました。このあたり、後藤と専斎は日本の健康増進事業に向けた理念が一致していたといえ、専斎は後藤を内務省に引き抜きます。それが明治16年。

その後、後藤は『国家衛生原理』や『衛生制度論』などの本を出すことにより、衛生行政の国家における位置づけを打ち出していきます。

専斎に比べ後藤が語られやすいのは、後藤にはこれらの本があったことがひとつの理由といえます。そのため専斎を語る際には、その自伝や建言書にたよることになります。

この後藤の『国家衛生原理』は、日本の衛生行政を考える際によく紹介されています。一方『衛生制度論』は、これまであまり議論されていないので、今後議論する必要があるかもしれません。

『国家衛生原理』を出した後、後藤はドイツに留学し、コッホやビスマルクの衛生に対する取り組みを学ぶわけです。のちに出てくる北里柴三郎と違い、後藤はドイツで医学の知識を学ぶだけでなく、政策にも関心をもち、医療や衛生をとりまく諸制度を学び、研究して帰ってきました。

帰国後、明治25年（1892）に衛生局長を務めることになります。長与専斎は、後藤も育ってきたのでそろそろ自分の後任に充てたいということで明治24年（1891）に衛生局長を退き、その座を後藤に譲りました。

そこで後藤は戦後、平成の時代になっても使われることになる伝染病予防法を明治30年（1897）に制定します。後藤はこの制定過程の中で、地方の衛生行政の責任者が不明確であると述べ、責任者は知事であると責任者の明確化を打ち出します。責任者を明確にすることで、どのように行政責任を果たすかに取り組んだわけです。このあたり、「伝染病予防法を制定したのは後藤新平である」と語られやすい要素のひとつです。

言ってみれば記念碑的な業績が後藤にはあって、一方で専斎にはいろいろな業績があるものの、それが見えにくい。しかし、ひとつひとつの専斎の取り組みが、後藤の活動を支えるということになっています。ですから専斎に記念碑的な活動が見えにくいからといって、その評価が下がるということは私はけっしてないと考えています。

北里柴三郎も見出し、研究を支援する

専斎の後進の育成ということでいえば、もうひとり忘れることができない人物として北里柴三郎がいます（図13）。

北里も専斎が見出し、その支援のもとに活躍した衛生官僚ということになります。北里が内務省衛生局に入局するのは後藤と同じ明治16年（1883）。ただ、同じ年でも後藤の方が少し早かった。北里は東京大学

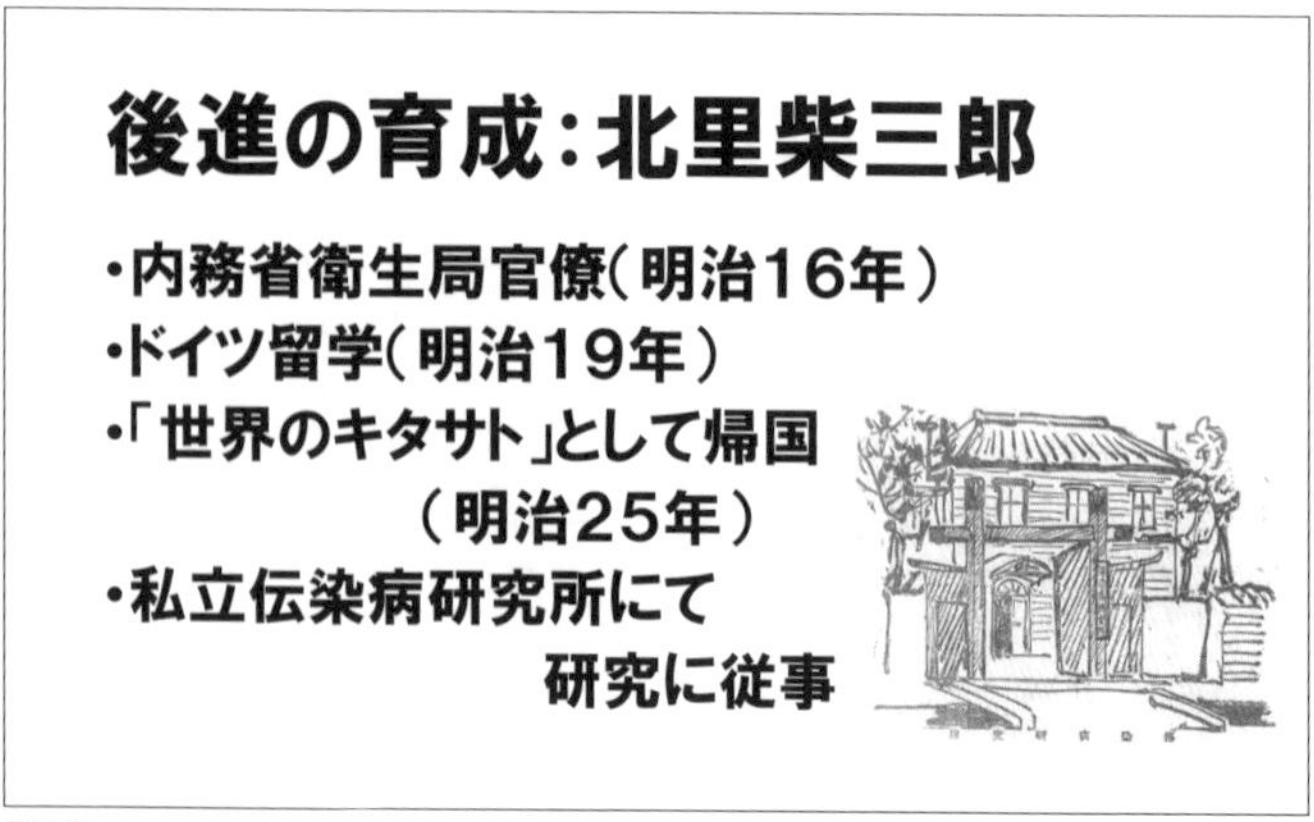
後進の育成：北里柴三郎
・内務省衛生局官僚（明治16年）
・ドイツ留学（明治19年）
・「世界のキタサト」として帰国
（明治25年）
・私立伝染病研究所にて
研究に従事
図13

の医学部を卒業して医学士として衛生官僚になったわけですが、後藤は大学の医学部を出ておらず、医師国家試験を受けて医者になりました。ですから、北里にしてみれば自分は医学士であるというプライドがあり「なんで医学士でもない後藤の下で部下として働かなきゃいけないのか」という不満もありました。これについては専斎も感じ取って「どうしたもんか」と部下のお互いの関係について悩んでいたようです。

　ただ、ドイツ留学は後藤より早く、明治19年（1886）に渡独しており、後藤が明治23年（1890）にドイツに留学した折に頼ったのが北里でした。北里は当時ベルリン大学のコッホのところで研究しており、ドイツのことをあまり知らない後藤の案内役を担ったようです。

日本ではライバルで喧々諤々だったふたりですが、ドイツから帰国すると北里と後藤は協力していっしょに衛生行政に取り組みました。

後藤が政策的なものにも関心を示したのに対し、北里はひたすら医学の研究をしてコッホの信頼を得ていきました。日本から出ていく時には一衛生官僚だった北里も、明治25年（1892）に帰ってきたときには「世界のキタサト」とよばれるまでになっていました。

ところがそうした北里を日本に迎え入れるにあたり、彼を働かせる場所がありませんでした。北里は東大出身でしたが、東大や文部省系と折り合いが悪かったのです。

そこでこの時も彼を支えたのがやはり専斎でした。福沢諭吉に相談して土地やアイディア、研究の必要性を共有し、お金を出してくれる人を探し出してつくったのが私立伝染病研究所です。イラストで当時のイメージが残されています。ここで北里は研究にまい進することとなりました。

知られざる家族のエピソード

これまでの長与専斎論で語られることが多くなかったのが家族との関係です。私は当初あまり詳しく書いていなかったのですが、編集長の堀さんに進められるまま、自分でも調べて書くことにしました。そのことで本も厚くなって値段も高くなったのですが、本ができあがり、関係者に読んでもらったところ、専斎の家族について書いた第7章が、従来語られなかった部分でもあり評判がよく、面白かったと感想をいただきました。

改めて専斎の家族のことを考えてみますと、そうそうたる布陣であることがわかります（図14）。

妻の園子は大村の人で、長与家のいろいろなところを支えていた人です。長男の称吉は、日本で胃腸専門の病院を始めた人です。本で紹介するに

家族

・園子：妻、大村の人
・称吉：胃腸病院を経営
・保子：松方正義長男巌妻
・程三：貿易商
・又郎：東大総長
・藤子：海水浴中に溺死
・裕吉：後藤新平秘書
・道子：医師平山金蔵妻
・善郎：白樺派作家

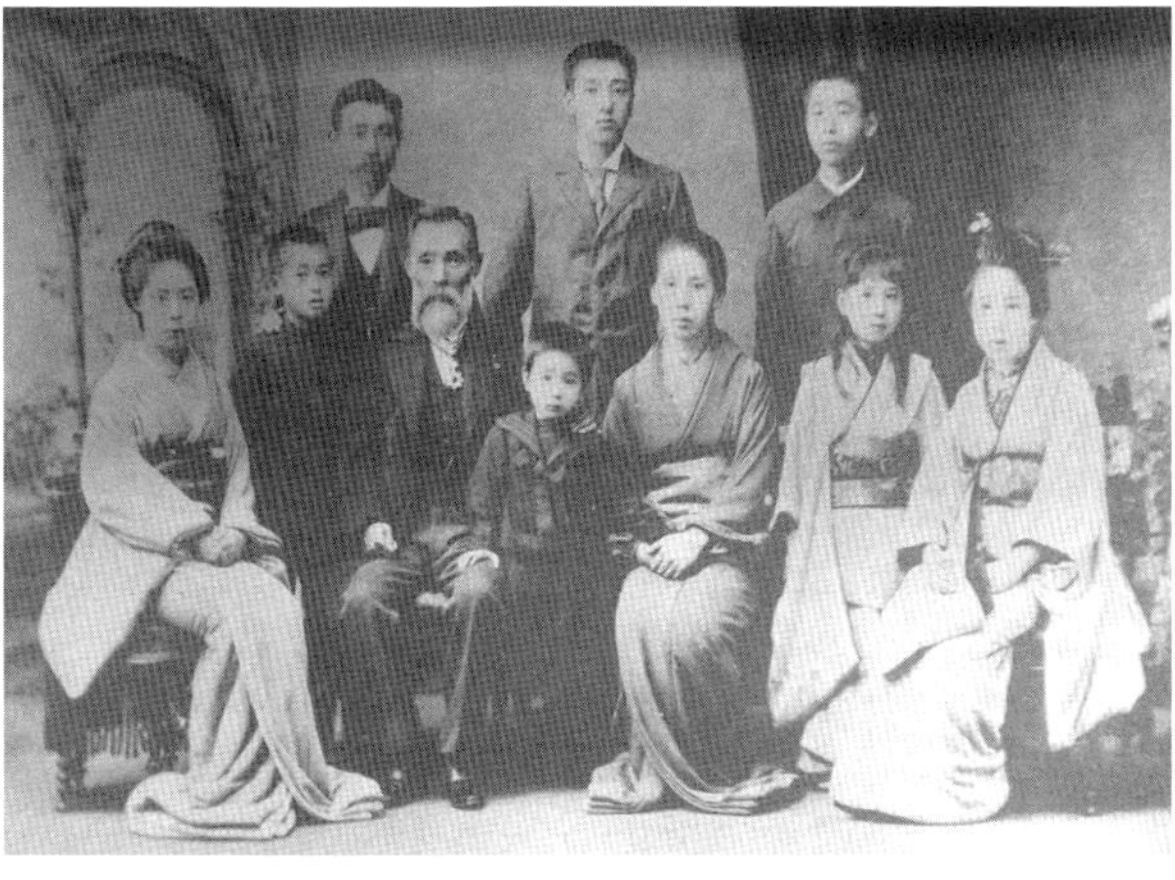

図14

あたり彼の肖像写真を探すのはけっこう苦労しました。当時は胃腸病の専門の病院がなく、これを作って成功し評判がよかったようです。夏目漱石もここで胃潰瘍の治療をしています。

長女の保子は松方正義の長男巌に嫁いでいます。

次男の程三は貿易商で人望が厚かった人として語られています。

三男の又郎は東大の総長まで務めた医学者として成功しています。専斎は医学者ではありますが衛生官僚として成功します。又郎は医学者として成功し、衛生行政にも協力していますので、そちらの方面でも専斎の活動を引き継ぎ支えました。

ところで、専斎は海水浴を奨励していたわけなのですが、実はその海水浴で、次女の藤子が溺死してしまいます。この藤子の死が長与家に与えた影響は、かなり大きかったといえます。藤子の死後、では海水浴を専斎は奨励しなくなったのかというと、そのあたりはよくわからないのですが、大日本私立衛生会の活動記録をみていますと、その後、海水浴をやる場合は引き潮は危険だから満ち潮を選んで実践しなさいということが書かれています。藤子の一件で、海水浴をより注意深く奨励するようになったのかもしれません。

四男の裕吉ですが、後藤新平の秘書を経て、通信事業に参入します。現在、共同通信や時事通信がありますが、その元になるものを作ったのは裕吉です。

三女の道子は、平山金蔵に嫁ぎます。この平山が長男称吉の胃腸病院の経営を引き継ぎます。そしてこの病院の系譜は途切れることなく、東京の新宿で存続しています。

末っ子の善郎は白樺派の作家です。

今回出版した『長崎偉人伝　長与専斎』では専斎の家系図やここで取り上げることのできなかったエピソードなども紹介しています。

水魚の交わりといわれた福沢諭吉と長与専斎

最後、晩年です（図15）。

晩年

- 内務省衛生局長退任（明治24年）
- 高等官一等に陞叙（明治27年）
- 福沢諭吉長逝（明治34年2月）
- 大日本私立衛生会頭就任（34年6月）
- 専斎長逝（明治35年9月）

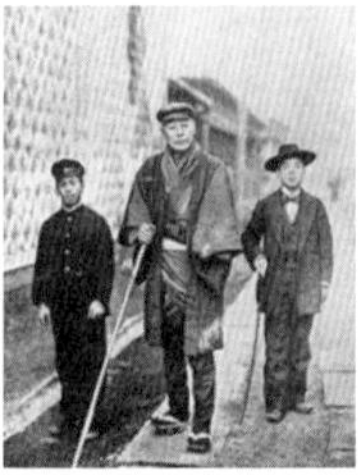

図15

専斎は明治24年（1891）に内務省衛生局長を退任し、明治27年（1894）に高等官一等に陞叙しました。一官僚としては出世したといえるでしょう。

そして晩年まで付き合いが続いた福沢諭吉が、明治34年（1901）に亡くなります。水魚の交わりとまでいわれたふたりは、お互い尊敬し合っていました。専斎は非常に聡明な人であることがいろいろな記録から確認できますが、若干、自分のアイディアを打ち出すことには慎重になるタイプで、政策を作る時も慎重でいろいろな関係者に聞いていく人でした。打ち出しがもっと強ければ大臣までなれただろうとも言われていました。
この、うち出しの弱さ、線の細さを補って支えたのが福沢だったのだろうと思われます。頼りにし、尊敬していた福沢が亡くなったのと同じ年、長与専斎は、それまで副会頭として支えていた大日本私立衛生会の会頭になるも、その翌年の明治35年（１９０２）、福沢の後を追うようにこの世を去りました。

長崎は、何度ももっとたくさん訪れたいと思っているのですが、なかなか訪れる機会を逸しており残念で、長崎についても詳しくなりたいと思っています。またどこかでお会い出来れば、本日お越しいただいた方とか、長崎文献社の方とか山本先生をはじめとする長崎大学の方にご指導いただければと思っています。

ありがとうございました。これで終わります。

長与専斎略年譜

※年齢は数え年による。
※月日は明治五年までは太陰暦、同六年以降は太陽暦による。
※この略年譜は、国立公文書館所蔵「職務進退・元老院勅奏任官履歴原書」、小川鼎三・酒井シヅ校注『松本順自伝・長与専斎自伝』平凡社、一九八〇年、外山幹夫『医療福祉の祖長与専斎』思文閣出版、二〇〇二年、拙稿「コレラ予防の『心得書』と長与専斎」、同「衛生官僚たちの内務省衛生行政構想と伝染病予防法の制定」をもとに作成した。

元号	西暦	年齢	事項
天保　九	一八三八	一	八月二八日、肥前彼杵郡大村に生まれる。
一二	一八四一	四	正月一三日、父中庵病没する。
弘化　三	一八四六	九	九月、祖父俊達の嫡子となる。
嘉永　二	一八四九	一二	五月、大村藩藩校五教館に入学する。
安政　元	一八五四	一七	六月、適塾の塾生となる。
二	一八五五	一八	二月、祖父俊達病没する。四月、家督を継ぐ。
五	一八五八	二一	適塾塾頭となる。
万延　元	一八六〇	二三	一二月、適塾塾頭を辞す。
文久　元	一八六一	二四	春、長崎に赴き、医学伝習所に入り、ポンペの教えを受ける。
二	一八六二	二五	大村藩士後藤多仲の娘園子との結婚が決まる。
元治　元	一八六四	二七	一月、藩命により大村に帰る。園子との結婚生活が始まる。 二月、世子療養掛となる。四月、侍医となる。

元号	西暦	年齢	事項
慶應　元	一八六五	二八	藩主大村純熈猟銃で負傷する。専斎が治療のため長崎に呼ばれる。ボードウィンに治療法について教えを受け、治療に成功する。四月、養生所が精得館と改称される。
二	一八六六	二九	正月、長男称吉生まれる。四月、藩命により再び長崎に赴き、ボードウィンにより西洋医学を学ぶ。
四	一八六八	三一	正月、長崎奉行所崩壊。同月、精得館頭取となる。また精得館が長崎医学校と改称されると、その学頭となる。マンスフェルトとはかり、医学教育制度の改革を進める。九月、改元、明治となる。
明治　三	一八七〇	三三	三月、長崎医学校が「大学」の所管となり、少博士となる。
四	一八七一	三四	七月、文部省設置。同月、命により上京。同月、文部少丞に任じ、兼ねて文部中教授となる。一〇月、田中不二磨文部理事官の欧米派遣に付、その随行となる。
五	一八七二	三五	三月、長女保子生まれる。
六	一八七三	三六	三月帰朝。大村の家に寄り、家族との対面を果たす。六月、文部省医務局長となる。輸入薬品の検査のため、司薬場を、東京、大阪、京都に設置する。

元号	西暦	年齢	事項
明治 七	一八七四	三七	三月、医制制定。四月、文部省四等出仕に補し、従五位に叙せられる。六月、牛痘種継所を東京府下に設ける。九月、東京医学校長となる。
八	一八七五	三八	二月、次男程三生まれる。六月、衛生事務が内務省の所管となる。これに伴い、内務省四等出仕兼文部省四等出仕に補し、内務省衛生局長となる。
九	一八七六	三九	二月、内務大丞に任じ、文部省四等出仕に兼補される。東京医学校長たること従来通り。七月、アメリカのフィラデルフィアにおいて独立百周年記念博覧会に臨み、あわせて万国医学会に出席する。この出張の際、各州の衛生局を訪れ、各州衛生事務執行の状況を巡覧する。一二月、東京医学校を本郷の旧加賀藩邸に移す。
一〇	一八七七	四〇	一月、内務大書記官に任じ、改めて衛生局長を命ぜられる。また文部省御用掛を兼ね、東京医学校長勤務を命ぜられる。四月、医学校を改称して東京大学医学部とし、医学部総理心得となる。五月、横浜司薬場開設。八月、内務省より虎列剌病予防心得が出される。一〇月、大久保利通内務卿に「衛生意見」を提出する。
十一	一八七八	四一	四月、三男又郎生まれる。

元号	西暦	年齢	事項
明治一二	一八七九	四二	七月、中央衛生会を内務省中に設置し、その委員となる。八月、次女藤子生まれる。一二月、中央衛生会を常設とし、地方には地方衛生会を設置する。
一三	一八八〇	四三	七月、伝染病予防規則を制定する。九月、伝染病予防法心得書が出される。一二月、内務省三等出仕に補し、内務省衛生局長となる。同月、中央衛生会副長となる。
一四	一八八一	四四	一月、日本薬局方編纂委員となる。
一五	一八八二	四五	二月、「衛生事務拡張に対する意見」を提出する。六月、勲四等に叙せられる。七月、東京検疫局幹事長を命ぜられる。一二月、内務省三等出仕に補し、改めて衛生局長を命ぜられる。
一六	一八八三	四六	二月、内務省衛生事務諮問会を開催する。二月、正五位に叙せられる。九月、四男裕吉生まれる。この年、大日本私立衛生会の開催を実現する。「公衆衛生法」を民間に普及することを目的とする。
一八	一八八五	四八	一月、東京市区改正審査委員となる。
一九	一八八六	四九	二月、官制改革が行われる。三月、内務省衛局長となる。四月一四日、奏任官一等となる。同月二七日、元老院議官となる。同月同日、勅任官二等となる。五月、虎列刺病予防消毒心得書が出される。

元号	西暦	年齢	事項
明治二〇	一八八七	五〇	一二月、修正虎列剌病予防消毒心得書が出される。
二一	一八八八	五一	五月、日本薬局方調査委員長となる。九月、東京市区改正委員となる。
二二	一八八九	五二	九月、医術開業試験委員長となる。
二三	一八九〇	五三	八月六日、中央衛生会長を兼任する。元老院議官元の如し。同月同日、勅任官二等となる。九月、貴族院議員となる。一〇月、伝染病予防及消毒心得書が出される。
二四	一八九一	五四	八月、内務省衛生局長を辞す。
二五	一八九二	五五	一月、宮中顧問官となり、中央衛生会長を兼任する。この年、伝染病研究所の設立を実現する。十一月、高等官二等となる。
二七	一八九四	五七	一〇月、高等官一等及び中央衛生会長となる。
二八	一八九五	五八	四月、臨時検疫局長を命ぜられる。六月、勲二等に叙し、瑞宝章を授けられる。
二九	一八九六	五九	五月、旭日重光章を授けられる。
三〇	一八九七	六〇	三月、伝染病予防法案審議のための特別委員会委員となる。六月、宮中顧問官に叙せられる。
三一	一八九八	六一	一月、従三位に叙せられる。

元号	西暦	年齢	事項
明治三三	一九〇〇	六三	六月、臨時検疫局副総裁を兼任する。
三四	一九〇一	六四	六月、大日本私立衛生会会頭となる。
三五	一九〇二	六五	八月一六日、特旨を以て正三位に叙せられ、同日、勲一等に叙し、瑞宝章を授けられる。九月八日、危篤となり、天皇及び皇后陛下より、菓子折り下賜。同日、日ヶ窪の自宅にて逝去。一二日、東京市青山墓地に埋葬。

本誌は「第14回長崎文献社文化フォーラム　コロナウイルスと長与専斎の先見」レポートという意味合いから、当日会場で使用されたパワーポイントをそのまま流用しています。画像使用にあたり、関係各所のご協力に感謝申し上げます。

第2章 Withコロナ時代と長崎

長崎大学 熱帯医学研究所教授
山本 太郎

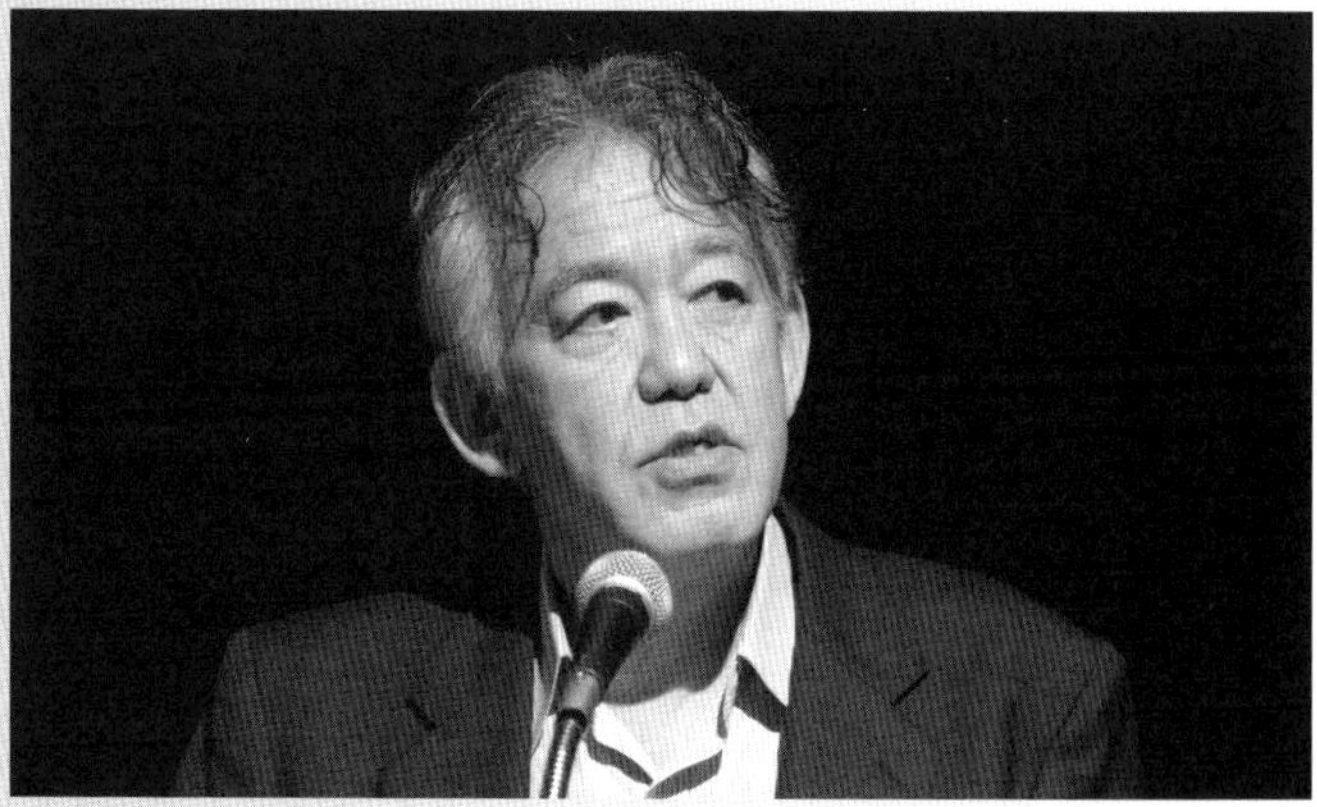

長崎大学熱帯医学研究所の山本です。今日は、実は恩師の片峰茂先生、丹羽正美先生も来られていて大変緊張していますが、よろしくお願いいたします。

本日は、感染症の理解について、少し時間軸を長く、感染症って何なのだろうということを、共生とか適応とか進化、歴史といった言葉をキーワードにしてお話した上で、今回の新型コロナの感染症について皆さんと一緒に考えてることができるといいなと思います。

国際保健学を専門に、世界を飛びまわる

まず、私がこれまで何をしてきたか、簡単に自己紹介させていただきます（図1）。

出身は広島です。勉強をしたのは長崎大学医学部と大学院、東京大学大学院国際保健学、ハーバード公衆衛生大学院です。現在の所属である長崎大学熱帯医学研究所に来るまでは、ジンバブエ国保健省や世界保健機関（W

山本　太郎（国際保健専攻）

- プロフィール：医師（1年、ERで働きました）
- 長期海外経験：ジンバブエ，アメリカ，ハイチ（ここでは、貴重な体験をしました）
- こんなところで勉強してきました：
  - 長崎大学医学部・大学院　（長崎）
  - 東京大学大学院国際保健学専攻　（東京）
  - ハーバード公衆衛生大学院　（ボストン）
- こんなところで働いてきました：
  - 市立札幌病院救急部・レジデント　（札幌）
  - 長崎大学熱帯医学研究所・助手　（長崎）
  - ジンバブエ国保健省・チーフアドバイザー　（アフリカ）
  - 京都大学大学院医学研究科・助教授　（京都）
  - コーネル大学・ベイル医学校　・客員助教授　（ニューヨーク）
  - WHO（世界保健機関）・アドバイザー　（マニラ・フィリッピン）
  - ハイチ・カポジ肉腫・日和見感染症研究所・上級研究員　（ハイチ）
  - 外務省・国際協力局・課長補佐　（東京）
  - 長崎大学熱帯医学研究所国際保健学分野　（長崎）

図1

ＨＯ）、ハイチ感染症研究所、外務省国際協力局などで働いてきました。

専門分野としては国際保健学で、進化・適応、環境、生態などをキーワードに感染症の研究を行っています（図2）。

実践的な国際保健の専門家という立場から、Ｇ８首脳会談や東京アフリカ開発会議（ＴＩＣＡＤ）における政策提言や、外務省やＪＩＣＡ、草の根のＮＧＯやＮＰＯへの技術協力なども行ってきました。国際緊急支援としては、ハイチ大地震や東日本大震災、コンゴ民主共和国のエボラ対策などに従事した経験もあります（図3）。

熱帯医学研究所「国際保健学」分野

- 研究
  （進化・適応，環境医学，生態学，感染症疫学）
- 教育
  （国際健康開発修士，熱帯医学修士，研修コース）
- 社会貢献（国際貢献）
  - 公共政策への提言
  - 開発現場での活動
  - 人づくり
  - 国際緊急支援

図2

現在も本来ならば各地へ足を延ばしたいのですが、７月現在、残念ながらコロナの影響で長崎県から出ることができません。

感染症と人類史を語る上で欠かせない２つの問題

さて、ここからが今日の主題です。実は、感染症と人間、感染症と人類の関係を少し考える上で、重要な研究が２つありました（図４）。

１つはアメリカのイェール大学の先生たちがアマゾンの先住民を対象に行った疫学調査です。この調査で何が

社会貢献　実践する国際保健

- 政策提言
  - G8 首脳会談
  - 東京アフリカ開発会議（ＴＩＣＡＤ）
  - 総合科学技術会議　内閣府科学技術外交に関するＴＦ
  - 日本医師会　国際保健検討委員会
  - 武見「保健と人間の安全保障」ＰＴ
- 技術協力
  - 外務省　・JICA　・NGO/NPO　　草の根で
- (国際) 緊急支援
  - 災害支援
    - ハイチ大地震（2010 年 1 月 12 日）
    - ハイチコレラ・アウトブレイク（2010 年）
    - 東日本大震災（2011 年）
    - ネパール大地震（2015 年）
    - コンゴ民主共和国エボラ対策（2019 年）
  - 難民支援
  - 平和構築

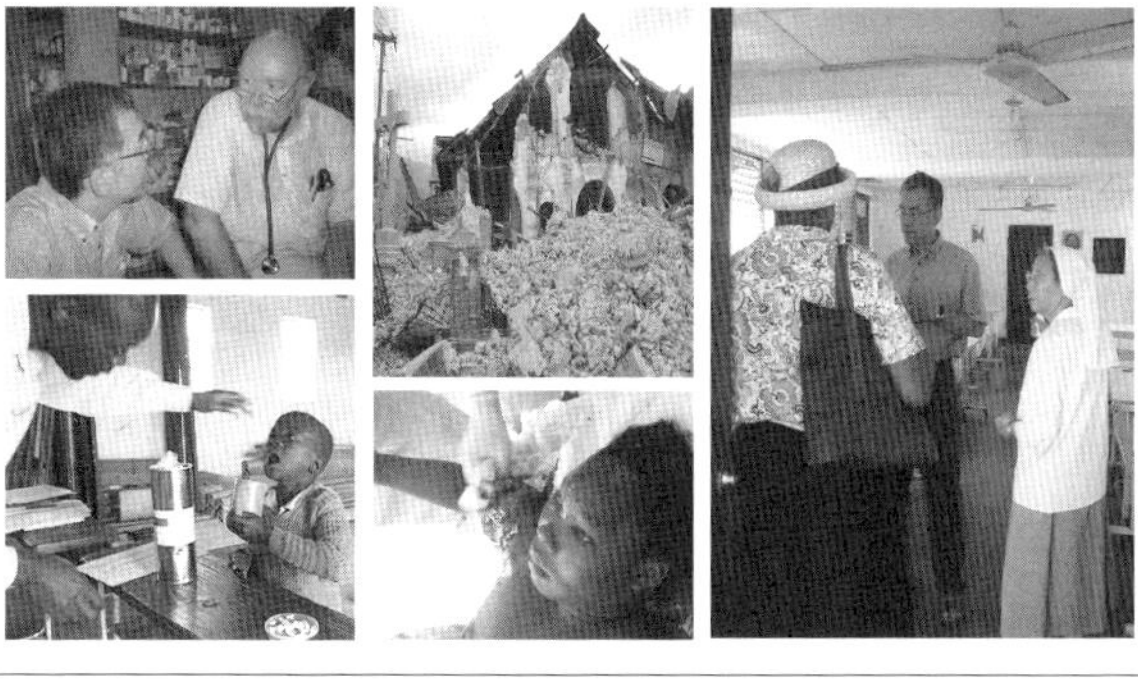

図3

農耕以前の人類の健康を推測させる二つの研究

・第一に、イェール大学感染症疫学教室が、アマゾン先住民を対象として行った研究。
・アマゾン先住民社会において、インフルエンザや麻疹といった急性感染症は、流行を恒常的に維持できないことがわかった。
・一方、結核やハンセン病といった慢性感染症は社会に風土病的に根付いていることも明らかとなった。
・第二は、1846年に行われたフェロー諸島の麻疹流行について行われた研究。

明らかになったことは、
・1846年の麻疹の流行では、約7800人の全島民のうち、8割が感染した。
・一方で、65歳以上の住人の感染はほとんどなかった。
・直近の麻疹流行が65年前の1781年であったこと。
・1846年の流行についていえば、外部から麻疹が持ち込まれた可能性が高いと報告した。

・この二つの研究は、感染症と人類史について多くの示唆を与える。そうした示唆とは、数千人規模の人口では、麻疹などの急性感染症は流行を維持できないということ。
・後の研究によって麻疹の恒常的流行には、25万人規模の人口が必要だということが明らかになるが、そうした人口規模を持つことは、農耕・定住が始まって始めて可能となった。

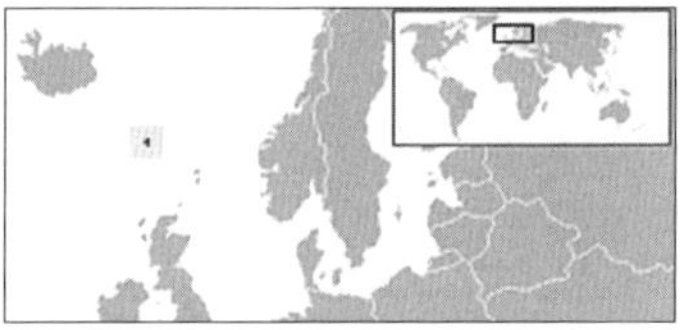

（フェロー諸島）

図4

わかったかというと、麻疹《はしか》や風疹などの急性感染症はなくて、結核や梅毒があったという研究です。麻疹や風疹はまったくなかったかといえばそうではなくて、ある年齢以上の人たちはほとんど抗体を持っていて、それ以下の人は持っていないという形で現れました。

もう1つの研究が、1846年フェロー諸島で行われた麻疹の流行調査の報告です。スライドの右下に描かれている島がフェロー諸島で、アイスランドのちょっと東にあります。デンマークの自治地領で当時8000人弱の人が住んでいた島でした。そこで1846年に麻疹の流行が起こったのですが、8割ぐらいの島民が感染したところで、この麻疹が収束しました。その時に、このデンマークの政府はその流行を調査するために26歳のパナムという人を島に送るんですね。その時に彼が島で一生懸命調べて何がわかったかというと、8割くらいの人が感染したこと、65歳以上の人の感染はほとんどなかったということでした。ずっと聞き取りをするうちに、どうやら前回の麻疹の流行は65年前の1781年にあったらしいということも分かりました。

1846年の流行に関していえば、その時は捕鯨船で捕鯨をやった船員達が島に持ち込んで、それがきっかけとなって流行が始まったようです。

この2つの研究は非常に示唆的でありまして、感染症と人類史について、考える上でいくつかのヒントを与えてくれます。一番大きなヒントというのは、人口が数百人、数千人という規模では、麻疹やインフルエンザなどの急性感染症の流行は維持できないということです。そうした感染症が、ヒト社会に定着して維持できるには、数十万人規模の人口が必要で、のちの研究や数理モデルでも数十万人規模の人口が必要である、ということがわかりました。人類がそうした人口規模をもつようになったのは、1万2千年くらい前に農耕・定住がはじまって以降です。長い人類史の中では比較的新しい出来事ということになります。

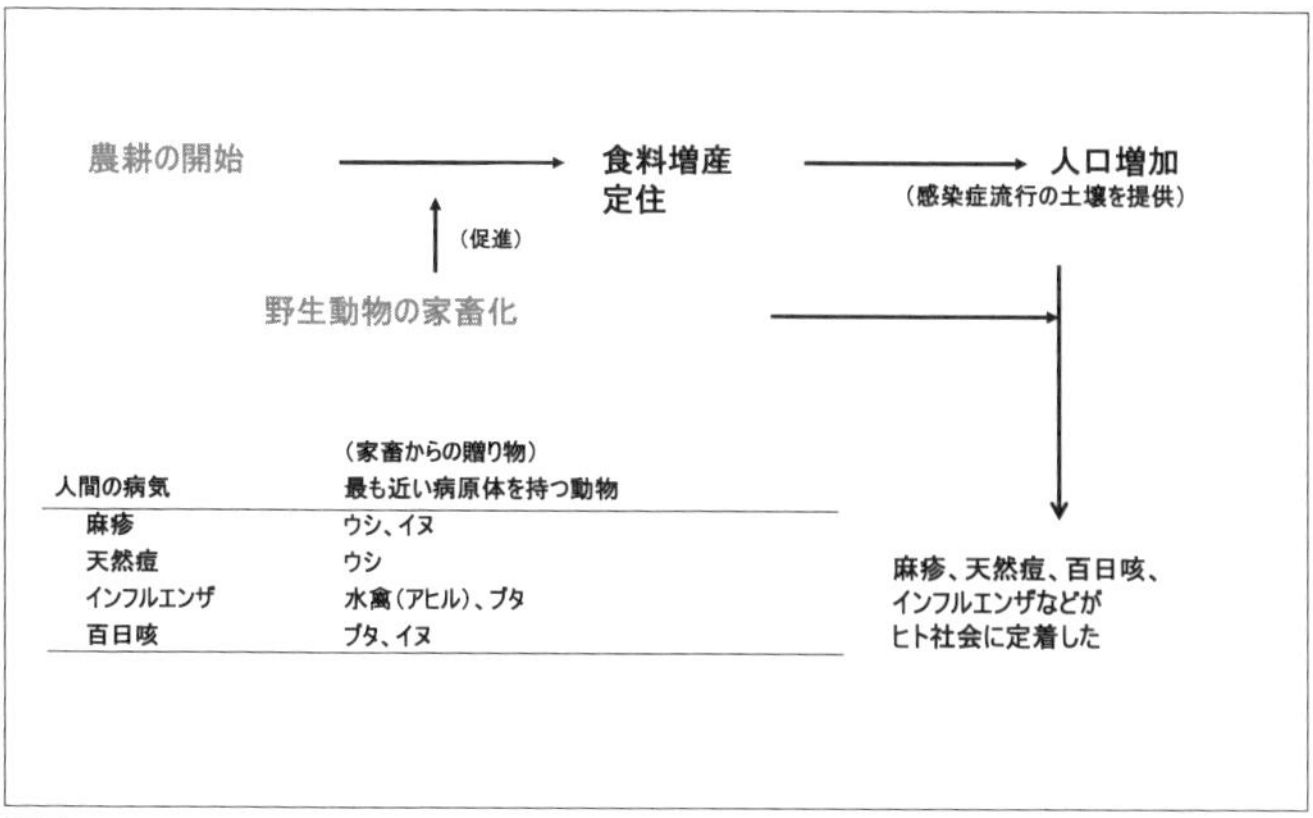

図5

農耕と家畜化がもたらす「野生動物の贈り物」

人類の歴史において、まず農耕が始まって食糧が増産されて、定住が進んだ結果、人口が増加します。農耕と同時に野生動物の家畜化が当時起こりました（図5）。

野生動物の家畜化は人と動物の距離を縮めることによって、そもそも、動物に感染していたウイルスがヒトにやってくるきっかけを与えることになりました。その時、ヒトにやってきたウイルスが人口増加を背景にヒト社会に定着していったのです。それを見てみますと、スライドの右下に書いてあるのが、今のヒトの病気で、恐らく麻疹にもっとも近い病原体を持つ動物であるウシ、あるいはイヌからやってきて、天然痘はおそらくウシ、インフルエンザはアヒルか、ブタ。百日咳はブタか、イヌから。こうした共生の動物が家畜化されて、ヒト社会に急性感染症が広がることになりました。

農耕以前の人類というのは、わりと不健康な生活を送っていたんじゃないかと思うかもしれないのですが、もしかすると、感染症は比較的少ないし、害になるような発がん性の物質も少なかったでしょうから、妊娠出産をめぐるいくつかの出来事、あるいは戦争やケガを除くと、比較的健康的な生活を送っていたかもしれないということが推測できます。

1万2千年のときを経て見えてくるもの

もう少し、今の「野生動物からの贈り物」動物由来の感染症をみてみますと、1万2千年前の農耕が始まったころに、家畜化がおこって、その

野生動物からの贈り物

人間の病気	最も近い病原体を持つ動物
麻疹	ウシ、イヌ
結核	ウシ
天然痘	ウシ
インフルエンザ	水禽(アヒル)、ブタ
百日咳	ブタ、イヌ
エボラ	コウモリ?
エイズ	アフリカ・ミドリザル
SARS	コウモリ??
新型コロナウイルス感染症	

図6

時期に、ほぼ家畜化できる動物は全部網羅的に家畜化を試したんだと思います。今でも家畜化された動物は40〜50種類ほどですが、過去5千〜6千年で新たに家畜化された動物はいません。つまり1万2千年前、非常に網羅的に野生動物の家畜化が起こり、それと同時にたくさんの急性感染症がヒト社会に入ってきたことが推測されます。

一方で、過去百年くらいの感染症を見るとどうでしょう(図6)。赤文字はパンデミックを起こした病気で、エボラはコウモリ、エイズはアフリカのチンパンジー、SARSはコウモリ、今回の新型コロナウイルス感染症もおこっている。この出現頻度はけっこう高い。高いとすれば、それは動物とヒトとの接触頻度が上がるような出来事が起こっているのではないかということを疑わせる結果になっています。

そうした感染症はヒト社会に大きなインパクトを与えてきました。その事例を1918年のスペイン風邪、これは当時の新型インフルエンザですが、中世ヨーロッパのペスト、コロンブス以降の新世界で起こってきたことを見ることによって少し振り返ってみたいと思います。

インフルエンザとはそもそも何であるか

インフルエンザというのは、インフルエンザウイルスによる感染によっておこる病気で、自然宿主《しゅくしゅ》は水鳥です（図7）。

ウイルスの形によってA、B、C型の3つあって、C型インフルエンザはごくごく散発的に流行するもので、季節的な流行や世界的な流行＝パ

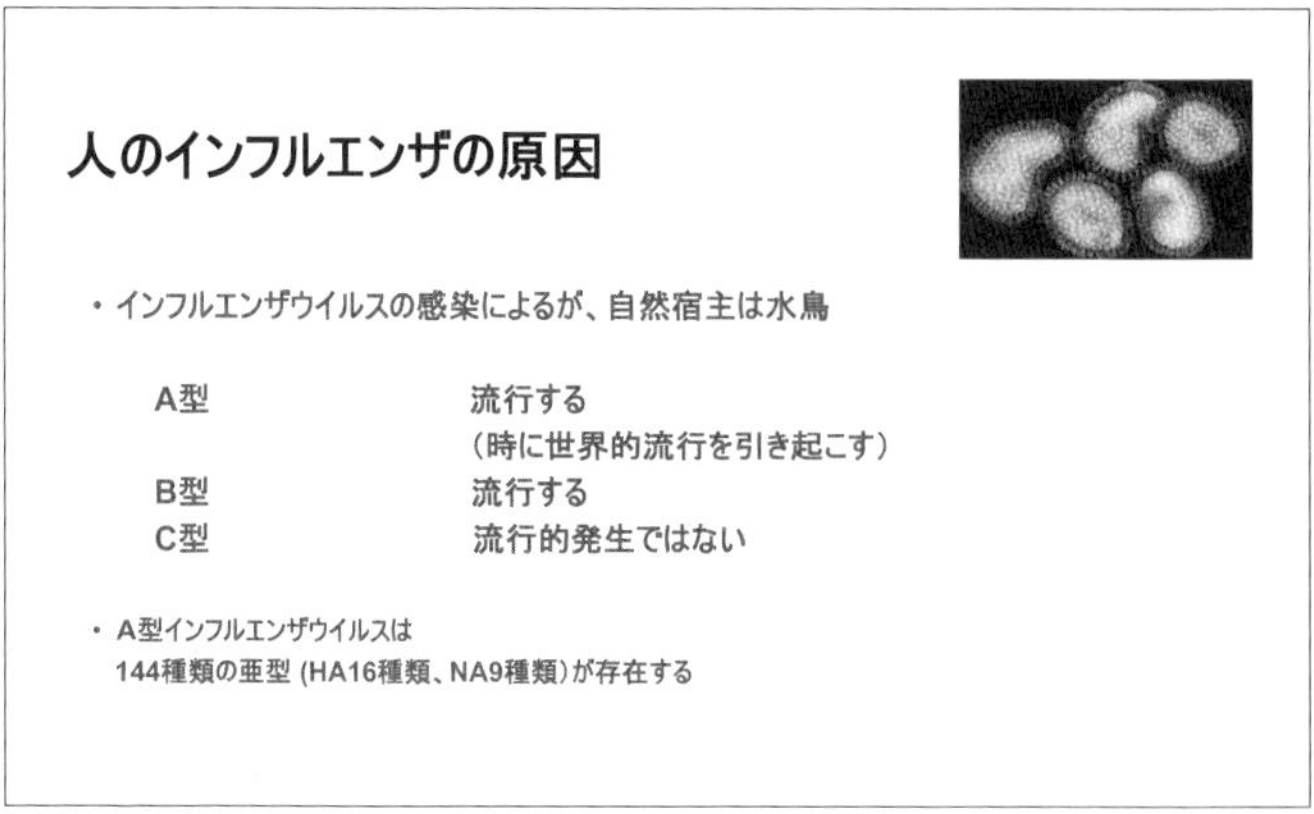
人のインフルエンザの原因
・インフルエンザウイルスの感染によるが、自然宿主は水鳥
A型　流行する
（時に世界的流行を引き起こす）
B型　流行する
C型　流行的発生ではない
・A型インフルエンザウイルスは
144種類の亜型（HA16種類、NA9種類）が存在する

図7

ンデミックは起こしません。B型インフルエンザは季節的な流行はするものの世界的な流行はしません。A型インフルエンザだけが、季節的な流行をしながら時に世界的流行を引き起こします。そこで、ここから先のインフルエンザの話はすべてA型インフルエンザの話とします。

A型インフルエンザは、HA（ヘマグルチニン）とNA（ノイラミニダーゼ）という免疫をつかさどる2つの領域があり、それぞれ16種類と9種類あります。つまり、16×9の144種類の亜型が存在することになります。そのサブタイプが違うとそれまで獲得した免疫が働かなくてパンデミックを起こすことから、新型インフルエンザと呼ばれてきました。

インフルエンザのパンデミックを考える

その新型インフルエンザですが、20世紀だけみても3回の流行がありました（図8）。

1918年のスペイン風邪、これはA型インフルエンザで、先ほどのHA（ヘマグルチニン）とNA（ノイラミニダーゼ）でいうところのH1N1のサブタイプです。4千万人から1億人が死亡したといわれています。

その40年後1957年に現れたアジア型はA（H2N2）、百万人から4百万人が世界中で死亡したといわれています。

そしてその11年後、1968年に流行した香港風邪はA（H3N2）で、百万人から4百万人が死亡しました。

そうしたインフルエンザのパンデミックの歴史をもう少し長い目でみ

20世紀における
新型インフルエンザ登場の歴史

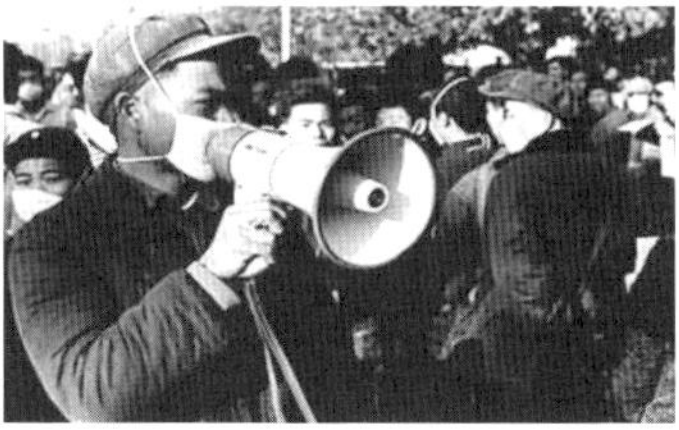

1968年　香港型
100−400万人死亡
A(H3N2)

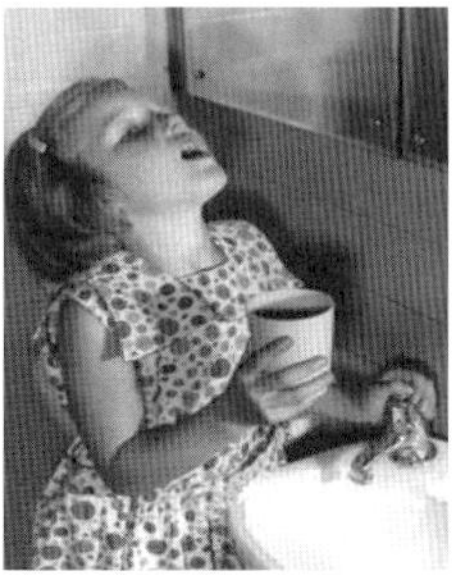

1957年　アジア型
100−400万人死亡
A(H2N2)

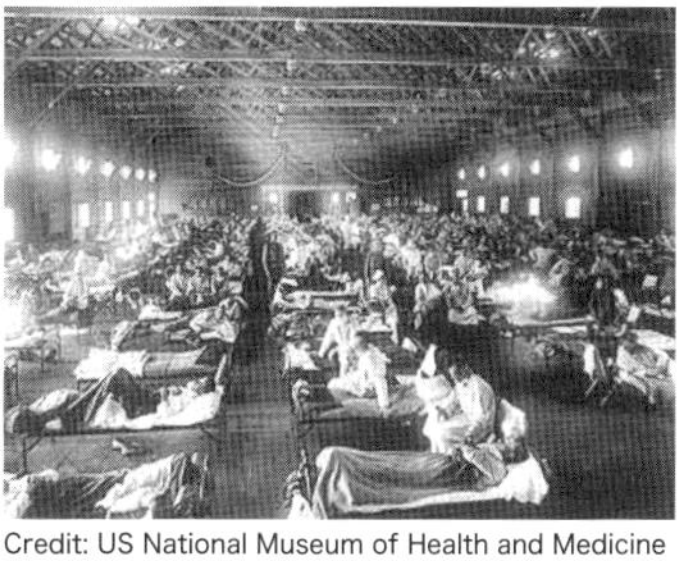

Credit: US National Museum of Health and Medicine

1918年　スペイン型
4000万−1億人死亡
A(H1N1)

図8

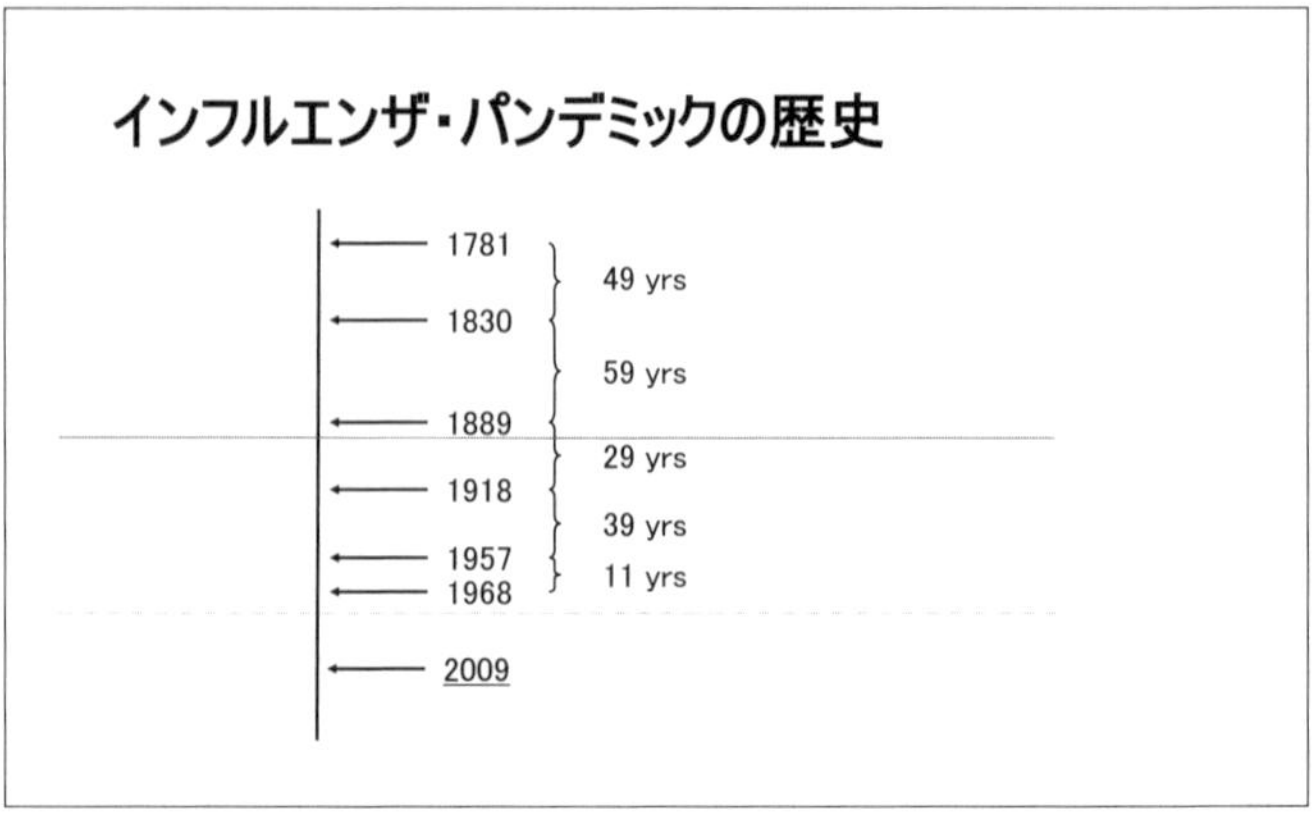

図9

てみたのがこのスライド（図9）です。

１７００年くらいになると、ある病気が天然痘なのか麻疹なのかインフルエンザなのかかなりわかってくると同時に、地域的な流行だったのか世界的な流行なのかが文献的に追うことができるようになります。

そのころからみると、インフルエンザのパンデミックは１７８１年くらいに１回あって、50年くらいあとに１８３０年にあって、60年くらいあとに１８８９年にあって30年、スペイン風邪が来て40年、アジア風邪10年で、香港風邪、最後の流行はメキシコから始まったブタインフルエンザとなっています。

これ（図9の――線）もすごく面白い図なのですが、パンデミックの周期が50～60年くらいだったものが、1900年前後を境に少し短くなっています。おそらくこの時に食肉革命とか、あるいは養豚など、それ以前から盛んになってヒトと動物の距離がもしかして近くなっているものと思われます。これが示唆することとして、恐らくパンデミックそのものはそれほど珍しいことではないということかもしれません。

ここ（図9の……線）にあえて線を引いたのは、徐々に短くなった間隔が1968年～2009年と40年ほど開いているからです。この時期、養豚場の整備が行われたのかもしれず、ちょっと面白いなと思いました。

そうした、インフルエンザのパンデミックですが、時に社会で大変な影響をおよぼすことがあります。

これ**(図10)**は、アメリカの総死亡率を1900年から1990年にわたってみたもので、横軸が西暦、縦軸が人口10万人当たりの粗死亡者数を示し

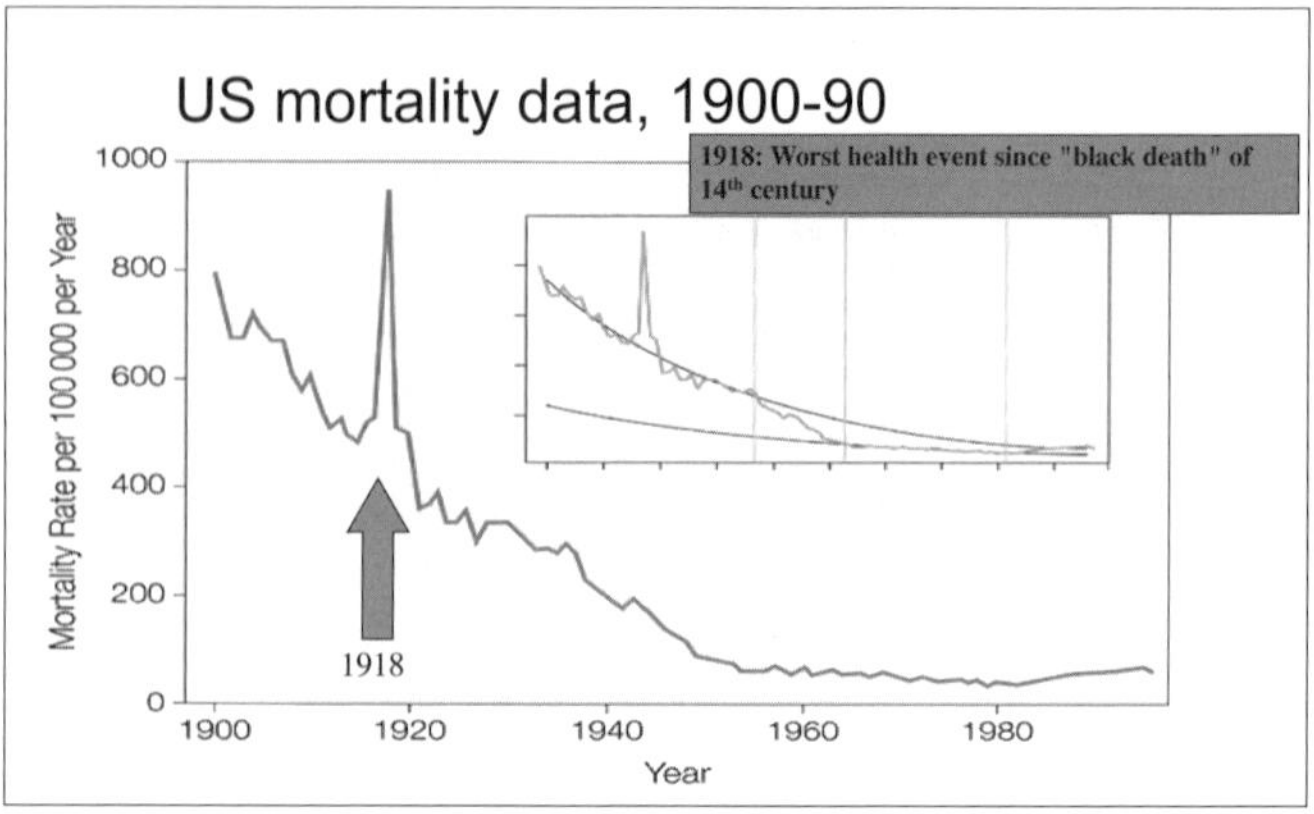

図10

ています。

　１９００年あたりをみると、毎年人口10万人あたりの死亡者数が８百人くらい。それが、医療体制が整い、栄養や住環境の改善などでずーっと下がってきます。

　１９１８年をみると、本来人口10万人当たりの死亡者数は４５０人くらいが自然なところなのですが、この時だけ９百人くらいにポーンと上がっています。おそらくこれはなんらかのイベントによって引き起こされたもので、当時起こったインフルエンザが原因だったんだろうと考えられます。こうした毎年の死亡者数より多い死亡を超過死亡と呼び、何かいつもの年と異なる出来事が起こったことを意味します。戦争や飢饉、感染症などです。その意味では2020年の超過死亡も精査され、新型コロナウイルス感染症の影響も評価されることになります。

余談ですが、ずっと下がってきたアメリカの死亡率は、1980年を境に反転していきます。これは、当時アメリカに流行し始めたエイズの影響だろうといわれています。20世紀最大の感染症といわれたエイズは、人口学的なインパクトが長く続いているわけですが、それに比べると、スペイン風邪のインパクトは1年や2年だったとはいえ、非常に大きいものだったということがよくわかります。

これ（図11）は、スペイン風邪が起こった1918年のアメリカの状況を少し書いたもの。木工職人を集めて棺桶を作らせなさいとか、労務者を集めて墓穴を掘っておきなさいとか、そうすれば死体がどんどんたまっていくことはないでしょうというアドバイスがされていて、当時のアメリカ

1918年のアメリカ

・「まず木工職人と家具職人をかき集め、棺作りを始めさせておくこと。次に、街にたむろする労務者をかき集めて墓穴を掘らせておくこと。そうしておけば、少なくとも埋葬が間に合わず死体がどんどんたまっていくという事態は避けられるはずだ」（アメリカ東海岸の公衆衛生担当者たちが米国内の他地域の担当者に対して送ったアドバイス）

・「病院へ運ばれてきた当初、通常のインフルエンザに罹患しているだけのように思われた兵士たちは、しかし数時間のうちにこれまで見たこともないような急激な肺炎症状を示した。入院数時間後には耳から顔全体にチアノーゼが広がり、白人と黒人を区別することさえできなくなった」（診察した医師の記録）

・「何よりもわたしたちを驚かせ、怯えさせた症状は皮下気腫の存在だった。皮下に空気が溜まり、それが体全体に広がっていく。破裂した肺から漏れでた空気は、患者が寝返りを打つたびに、プチ、プチと音を立てた」（看護婦の記録）

図11

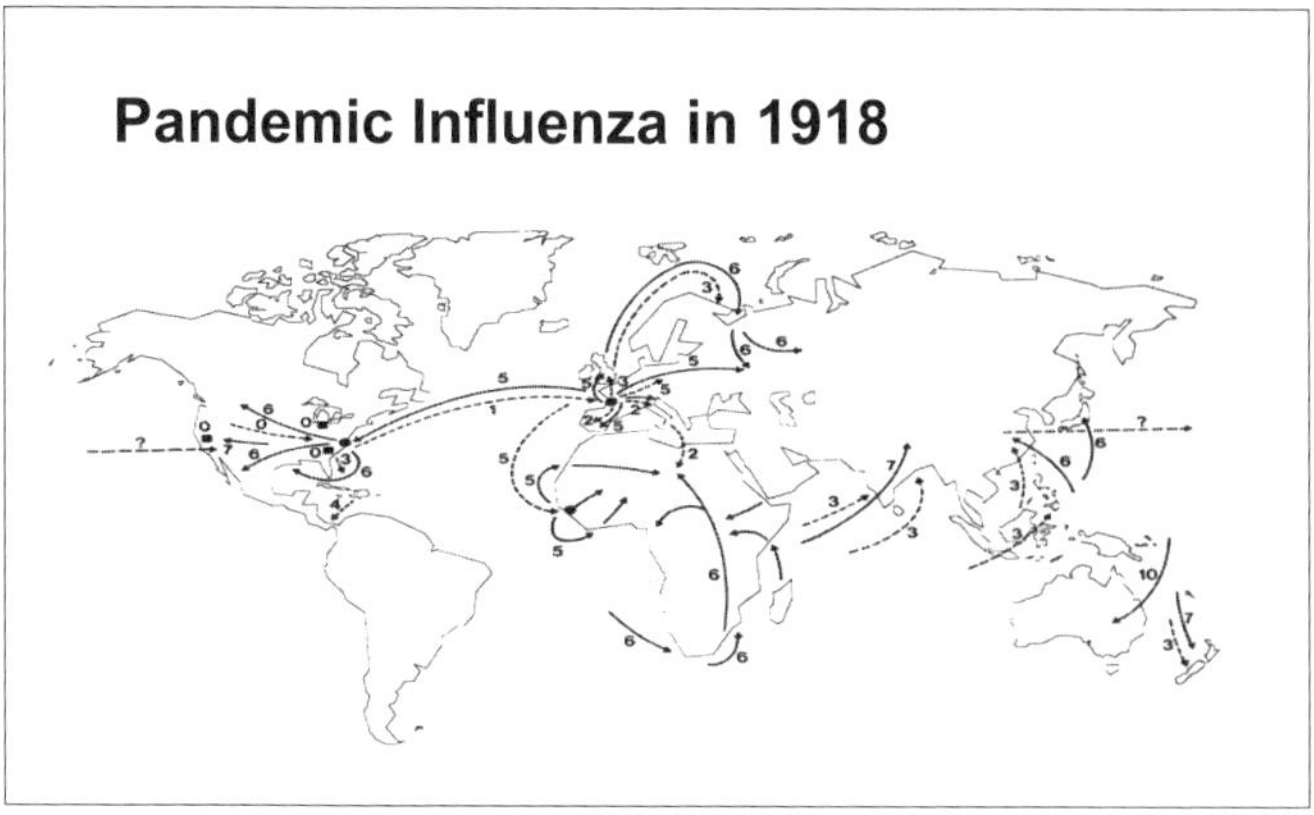
Pandemic Influenza in 1918
図12

の混乱の状況がうかがえる資料になっています。

感染症が世界を席巻するルート

1918年のインフルエンザの起源がどこかについては、議論はあるものの、最初に見つかって広がり始めたのはアメリカの東海岸です（図12）。

ここから流行し始めたインフルエンザは、大西洋を越えてヨーロッパに持ち込まれることになります。

1918年といえば第一次世界大戦の末期で、それまでヨーロッパの政治には不介入を掲げていたアメリカが、初めてヨーロッパ戦線に参戦した年でもあります。

東海岸から船にのって多くの兵士がヨーロッパの戦線に向かっていき、その戦線の塹壕《ざんごう》や兵舎など人口が集密した状況で感染が爆発的に広がっていきました。

そうしてアメリカからヨーロッパに広がったインフルエンザは、ヨーロッパからロシア、アフリカ、アジアへと広がっていきました。

これは百年前のことですが、飛行機は発明されていたものの商業利用はまだされておらず、船と鉄道が主な大量輸送機関の時代でした。それにもかかわらず、インフルエンザが世界一周するのに必要だった期間は、6カ月くらいだったといわれています。

結局、最終的に世界全体でみると、5千万人から1億人くらいが亡くなりました（図13）。もっとも被害が大きかったのがインドで、アジア、アフリカなども被害は甚大でした。

第一次世界大戦自体は主にヨーロッパで行われていましたが、まさに世

スペイン風邪（1918－19年）による推計死亡者数

世界全体	4880万人－1億人
アジア	2600万人－3600万人
インド	1850万人
中国	400万人－950万人
ヨーロッパ	230万人
アフリカ	238万人
西半球	154万人
米国	68万人
日本	39万人

Johnson & Mueller（2002）改変

図13

界大戦でした。多くの戦略物資がインドやアフリカから集められており、それらを用いてヨーロッパで総力戦をやっていたというのが実情です。そうした物資調達がインドの飢饉を引き起こし、それがインドの死亡者を劇的に増加させたといわれています。

もう一つ、百年前の世界人口でいうと、当時の人口が18億から20億くらいだったと考えられているので、今、世界人口はおおよそ77億人ですから、その1／3以下の時に世界で5000万人くらいが亡くなったということになります。一方で、歴史学者のクロスビーなどは、この時の教訓がほとんど残っていないと言っています。それは、「感染症の流行パンデミックが、戦争と比べて、我々の住む世界の風景を変えなかったからだ」と。

社会を変えてしまう感染症の力

実は、感染症というものは社会をさまざまな意味で変えてしまう歴史を歩んできました。中世のペストの流行で見てみましょう（図14）。

モンゴル帝国勃興とペスト

- モンゴル帝国の勢力が絶頂に達した一三世紀後半には、その版図は、現在の中国全土とロシアの大半、中央アジア、イラン、イラクを包含するものになり、ユーラシアを横断する隊商交通網の発展は頂点を迎えた。
- こうした交通の発達は、ヒマラヤ山麓の風土病であったペストを、ユーラシア大陸全体に広げた。
- 一方、ヨーロッパにおけるこの時期の人口急増がペスト流行に格好の土壌を提供することになった。

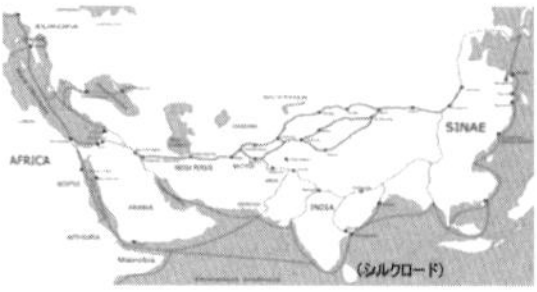

図14

13世紀後半から14世紀に起こったペストの流行ですが、この時、世界史的にはモンゴル帝国の勃興が起こっています。モンゴル帝国は今だに世界でもっとも大きな版図を持った帝国で、ユーラシア大陸の東から黒海の西までを領土にしていました。モンゴル帝国は何をやったか。まず、交通網の整備を行いました。それでその交通網の整備が当時、中央アジアやヒマラヤ山脈の風土病だったペストを、ヨーロッパから中国までユーラシア大陸全体に広めてしまったのです。一方、ヨーロッパにおいてはこの時期人口が急増して

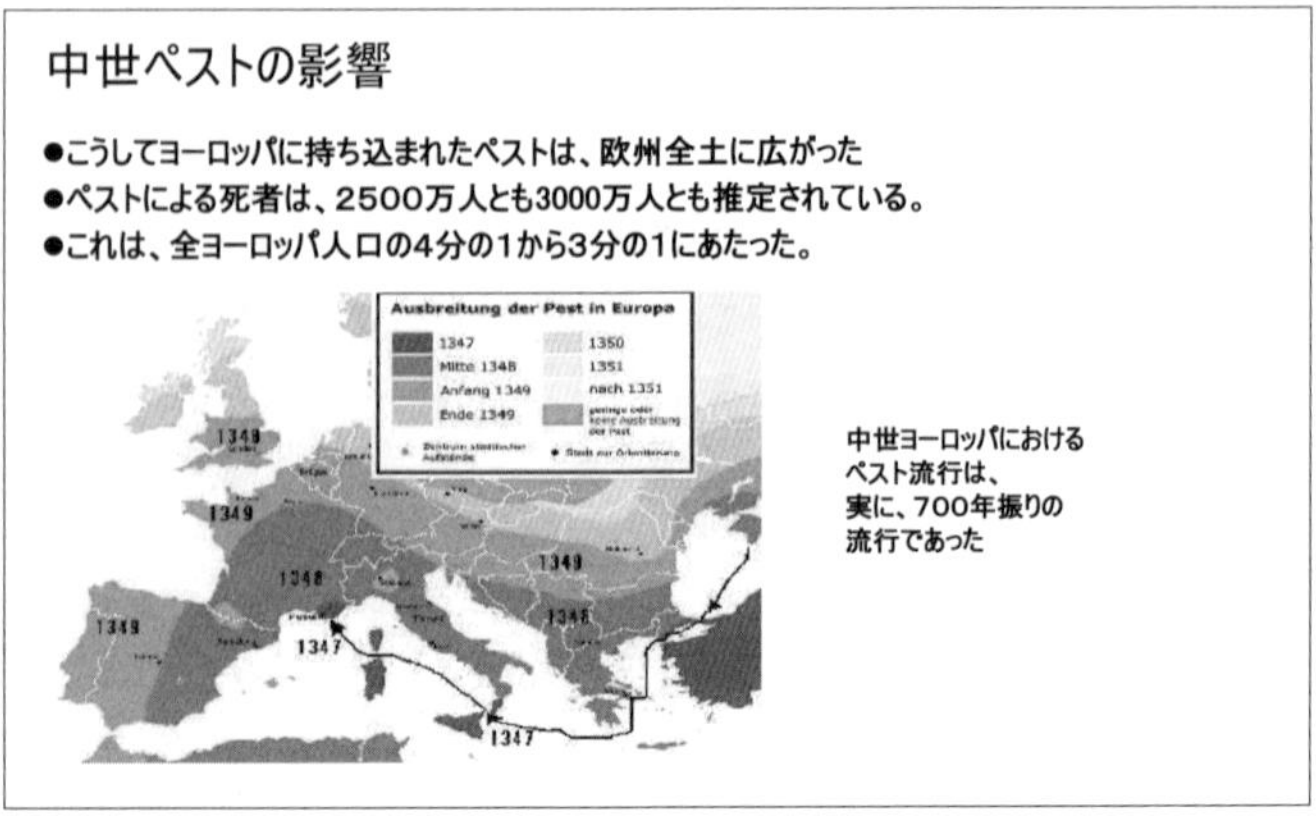

図15

おり、ペスト流行に恰好の土壌を提供することになったわけです。

この中世のペストの影響で何が起こったかというと、ヨーロッパ全体で2千5百万人～3千万人がペストで亡くなり、これは人口の1／4から1／3にあたりました（図15）。

長崎とコンスタンチノープルの共通点

ここで少し長崎の話をしましょう（図16）。

紀元前のペストの流行から、常に東方からのペストは、コンスタンチノープル（現イスタンブール）を介して、ヨー

少し長崎の話

コンスタンチノープル・・・紀元前のペスト流行から、常に東方からのペストはコンスタンチノープルをかいしてヨーロッパに持ち込まれた。

長崎・・・江戸時代のコレラ(安政5年のコレラ、嘉永6年のコレラ)は、長崎から流行した。

これらは、そうした都市が交通の要衝だったから

- ●ペストの流行はヨーロッパ社会に大きな影響を与えたし、
- ●長崎から流行したペストは攘夷を生んだ。さらに言えば、そうしてできた明治政府は、疾病対策に力を入れた

図16

ロッパに持ち込まれました。

一方、日本の場合、江戸時代のコレラ（安政5年のコレラ、嘉永6年のコレラ）は、長崎から流行したと言われています。コンスタンチノープルと長崎、どちらも交通の要衝だったからです。ペストの流行は、ヨーロッパ社会に大きな影響を与えたわけですが、日本の長崎から流行したペストも「攘夷」を生みました。さらにいえば、そうしてできた明治政府は疾病対策に力を入れたわけです。

ペストによって変わった世界と「疫病文明圏」

さて、そうしたペストは、社会に大きな影響を与えています（図17）。

第一に、労働力の急激な現象は賃金の上昇をもたらしたことによって、農民が流動的になり、農奴の開放や荘園制の崩壊が加速しました。

第二に、祈ることによってしかペストの対策がとれず、流行を止めることができなくなった教会が権威を失い、隔離という強制的な権威を持つ国

ペストがもたらした社会変化

- 大きな被害を出したペスト流行は、当時のヨーロッパ社会にさまざまな影響を与えた。
- 第一に、労働力の急激な減少は、賃金の上昇をもたらした。農民は流動的となり、農奴やそれに依存した荘園制の崩壊が加速した。
- 第二に、教会は、その権威を失い、一方で国家意識が高揚してきた。
- 第三に、人材の払底は、本来であれば登用されることのない人材の登用をもたらした。
- そうした事態が社会や思想の枠組みを変えた。封建的身分制度は、実質的に解体へと向かうことになった。それは同時に、新しい社会、近代の始まりとなった。

黒死病の前後におけるクックスハム荘園の収支計算

収入	1332/33	1350/51	変化
地代および小作料	5.80	1.18	▼
穀物の販売収入	33.10	20.20	▼
家畜の販売収入	6.50	3.90	▼
畜産物の販売収入	2.70	0.17	▼
その他	3.00	0.13	▼
販売（ー）生産物	7.30	6.70	▼
総計	57.13	33.60	▼
支出			
建物等資産	5.11	3.17	▼
賃金	7.00	14.14	△
家畜	4.15	1.10	▼
播種用の種子	1.18	4.15	△
その他	27.70	29.50	▼

図17

民国家みたいなものが、その後、力をもってきた。

第三に、人材の払底が人材の登用をもたらしました。そうした事態が社会の思想の枠組みや封建的な身分制度を解体に向かわせ、中世ヨーロッパはこれを機会に近代へと変容していったわけです。

歴史研究家のウィリアム・H・マクニールが興味深いことを言っています（図18）。

「文明や社会は感染症を貯蔵する装置としてずっと人類の歴史の中で機能してきた。そうした社会を『疾病文明圏』とよぶが、それは戦争や交易で交流することによって疾病を互いに交換して、それが均質化していく、それが人類の歴史なのだ」と。このように疾病文明圏という視点で中世に流行したペストをみれば、ヒマラヤ山脈の風土病だったペストが中世ヨーロッパで大流行したことも、ユーラシア大陸での疾病交換と均質化の過程だったとみることができます。

「疾病文明圏」における疾病交換と均質化

- 歴史研究家ウィリアム・H・マクニールによれば、文明は感染症を貯蔵する装置として機能しそれぞれの文明は固有の感染症を貯蔵し、感染症の定期的流行は集団に免疫を付与しするという。
- こうした固有の疾病構成をもったそれぞれの文明を『疾病文明圏』と呼ぶ。異なる疾病文明圏の間では、戦争や交易といった異文化接触を通して疾病交換が行なわれる。それによって、それぞれの『疾病文明圏』を構成する疾病数は増加する。と同時にそれぞれの疾病文明圏における疾病レパートリーは均質化していくという。
- ヒマラヤ山麓地方の風土病であったペストが、中世ヨーロッパで大流行したことも、疾病文明圏という視点に立てば、ユーラシア大陸での疾病交換と均質化の過程だったとみることができる。

図18

新世界でヨーロッパ人と先住民の間に何が起こったか

コロンブス以降の新世界では何か起ったのでしょう（図19）。

近代を迎えたヨーロッパは、大航海時代に世界へ出ていき、そのひとつが新大陸への進出でした。そこで何が起こったか。ユーラシア大陸の中で4千年くらいかけて積み重ねられた疾病の交換と均質化の中で、豊かな疾病レパートリーを持ったヨーロッパ人と、そうでなかった新大陸の先住民の間での疾病の交換と均質化がここでも起こりました。

しかも、それは非常に一方的に行われたのです。

新大陸の先住民が持たなかった天然痘や麻疹や水痘、結核などの流行により、急激な人口減少が起こりました。その結果、新大陸の人口は1／10くらいにまで減少し、その惨禍の大きさは中世ペストの流行をはるかにしのぐものとなりました。

これもマクニールの話ですが、数百人や数千人のスペイン人が新大陸に渡って、そこを植民地化することができた理由は、はっきりとはわかっ

「疾病文明圏」における疾病交換と均質化

- ユーラシア大陸内で見られた疾病交換と均質化の過程は、新大陸と旧大陸の間でも見られた。
- コロンブスの新大陸発見以後の新大陸先住民は、ヨーロッパ人が、中近東やインド、中国、あるいはその他地域の文明と接触によって、4000年以上にわたって積み重ねてきた疾病交換の歴史を一気に経験することになった。
- 天然痘、麻疹、水痘、結核等々・・・
- 新大陸の先住民の人口は、10分の1にまで減少した。惨禍の大きさは、中世ペストの流行をはるかにしのぐものであった。

歴史家によれば、インカやマヤといった帝国を、わずか数百人、数千人のヨーロッパ人が征服できた背景には、こうした疾病の交換を考えざるを得ないという

図19

ていません。おそらく病気は神の意志だという考え方が新大陸の人たちにもスペイン人にも浸透しており、その神の意志が一方の側だけに鉄槌をくだすような形で現れたことに、新大陸の人たちが恐れおののいたのではないか。それが、インカやマヤなどの巨大帝国でスペイン人の征服が可能になった原因と考えられます。

こうした疾病の交換と均質化のもたらす論点は何なのか（図20）。

第一の論点として、ある種の感染症を自らのレパートリーに加えている社会は、毎年の流行によって一定程度の被害を受けます。

一方で、感染症を持たない社会は被害がないのですが、ひとたび感染症が持ち込まれると大きな被害を受けることになります。その被害は長く、その感染症の影響から免れた文明、あるいは社会ほど大きくなります。

感染症を考える上でこうした問題をどう考えるかが重要です（図21）。

この問題にあたっては、「共生」を中心とした新しい感染症対策の構築が必要なのではないかとずっと考えているのですが、一方で共生をするた

疾病交換と均質化がもたらした論点

●第一に、ある種の疾病（感染症）を自らのレパートリーに加えた社会は、毎年の流行によって、一定程度の影響を受ける。

●一方、疾病（感染症）を持たない社会は、ひとたび、感染症が持ち込まれると大きな被害を受ける。

●被害の大きさは、長く、疾病（感染症）の影響から免れた文明、あるいは社会ほど大きくなる。
ex)「カタストロフィーの保全」：テネシー川堤防改善計画

→ この問題をどのように考えるか？

図20

21世紀の公衆衛生学的課題

●「共生」という概念を中心に置いた新たな感染症対策の構築は必要

しかし・・・・

●その場合、個の利益の最大化と集団の利益の最大化をどのように考えるかという問題

●別な言葉でいえば「共生のコスト」といえるかもしれない

●を、どのように考えていくかといった問題は残る

図21

コロナウイルスの性質

[ウイルス粒子の構造]
エンベロープ（脂質の二重膜）を持つ
直径 120〜160 nm、楕円形、多形形
表面に王冠「crown」様の突起があり、
名前の由来。

[遺伝子構造]（+）1本鎖RNAで27〜32kb

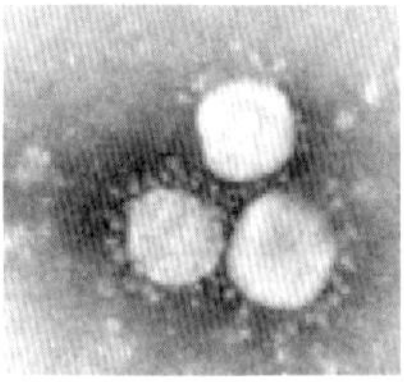

図22

めのコストについて私たちはどのように考えていくか。これを忘れてはいけません。

新型コロナの話。その特性を知る

そういう話をふまえて、少しだけ新型コロナの話をします。

これ（図22）がコロナウイルスです。写真はよく出回っていますね。

ウイルスは突起がポンポンと出ている形で、その様子が王冠＝クラウンに似ていることから、コロナウイルスといいます。

ちょっと専門的な話になりますが、

分類

コロナウイルス亜科　(Subfamily *Coronavirinae*)

- アルファコロナウイルス属
  - HCoV-229,
  - HCoV-NL63
- ベータコロナウイルス属
  - HCoV-HKU1,
  - HCoV-OC43
  - SARSコロナウイルス
  - MERSコロナウイルス
  - 新型コロナウイルス（2019-nCoV)

図23

遺伝子構造は1本鎖RNAウイルスで、これの意味するところは、非常に変容しやすいウイルスであるということ。

そのコロナウイルス実は今回の新型が初めてではなく、4つのコロナウイルスの感染症が調べられています（**図23**）。インフルエンザではない風邪のような症状を起こす原因で、あまり重症化しないといわれています。

一方で、SARSやMARSのラクダからきたウイルスがあり、今回の新型コロナウイルスもある、つまりコロナウイルス亜科では7つが存在します。おそらく、現在、普通の風邪を起こしているコロナウイルスも、何千年か前に初めてヒト社会に入ってきました。

時間軸でどれくらいの長さだったのかは別として、パンデミックを起こして、その後長い時間をかけて今のような状態になったのだと思います。

何千年かにわたってパンデミックを起こして流行していった4つほどのウイルスの中で、過去20年で3つの新型コロナウイルスが出てきたのは暗示的でもあります。

それは、生態系の中である種の動物とヒトとの距離が近くなったことを示唆しており、その原因として考えられるのは人類の生態系への無秩序な進出や、気候変動をはじめとする生態系の破壊が背景にあるのではないでしょうか。

コロナウイルスの特徴をいくつか挙げていますが、なぜ、コロナウイルスがSARSと比べて対応が難しいか（図24）。

SARSは症状が出てから感染がおこりますが、コロナウイルスは症状

これまでのコロナウイルス感染症の特徴

	感染経路	臨床症状	治療・予防
・HCoV-229E ・HCoV-OC43 ・HCoV-NL63 ・HCoV-HKU1	◯咳、飛沫、接触による感染。	◯潜伏期間は2〜4日。 ◯主に鼻炎、上気道炎、下痢等を引き起こす。 ◯通常は重症化しない。	<治療> ◯特定の治療法はなく、対症療法で治療。 <予防> ◯有効なワクチンはない。 ◯手指や呼吸器の衛生、食品衛生の維持を心がける。 ◯咳、くしゃみなどの呼吸器症状を示す人との密接な接触を避ける。
・SARS-CoV ・MERS-CoV	◯上記に加え便にもウイルスがいる。	◯潜伏期間は２〜１０日（ＳＡＲＳ-ＣｏＶ）、２〜１４日（ＭＥＲＳ-CoV)。 ◯上記症状に加えて、 ・SARSでは高熱、肺炎、 ・MERSでは高熱、肺炎、腎炎を起こしうる。	

新型コロナウイルスとSARSウイルスのちがい

SARSウイルス、MERSウイルス：重症になった感染者から排出
新型コロナウイルス：軽症、不顕性感染があり、感染初期から排出

図24

が見える前から感染を起こすことがあり、それが対応を難しくしているといわれています。

「コロナウイルスとの戦い」に倒すべき相手はいるか

では、ここから皆さんと一緒に少しだけ考えてみましょう(図25)。

今回の新型コロナウイルスの流行が起こった時に、世界の指導者たちは「これはウイルスとの戦争だ」とか「コロナウイルスとの戦いだ」という言いだし、それに勝利するとのメッセージを発しました。

問1：これは果たしてウイルスとの戦争なのでしょうか？　それは戦争だとすると倒すべき相手があるはずですが、それはコロナウイルスでしょうか。

個人的な結論からすると、我々には倒すべき相手はおらず、実は守るべき相手だけがいるだけです。それはウイルスに感染した人の命であり、今回のパンデミックで困窮する人々だと考えています。

現状は、
新型コロナウイルスとの戦いか？

●世界の多くの指導者が、このコロナ禍を、ウイルスとの戦争にたとえ、それに勝利するとのメッセージを発した。

●問1：これはウイルスとの戦争なのか？

●問1－1：戦争であるとすれば、斃すべき相手は誰か？

●問1－2：戦争であるとして、私たちは、それに勝利できるのか？（赤の女王仮説）

●問1－3：あるいは、ウイルスの戦いに対する勝利とは何か？（基本秩序の書き換え？）

図25

戦争であるとして、ならば私たちは現実的にそれに勝利することができるのでしょうか。非常に速い変容のスピードを持つコロナウイルスの根絶は、果たして可能なのかという問いですね。まあ、それも難しいかもしれない。

最後に、あるいはこれはウイルスとの戦いだとしたら、その究極の勝利の形とは何なのでしょうか。

東京大学に、加藤陽子さんという歴史学者がいるのですが、彼女が言うには、要するに、戦争というのは相手の最も大切な基本的秩序を書き換える、それを目的として行われると。では「ウイルスの基本的秩序の書き換え」は果たして可能なのでしょうか？

ウイルスの気持ちになって考えてみる

それをウイルスの視点からみるとどうなるのかを少し考えてみましょう（図26）。

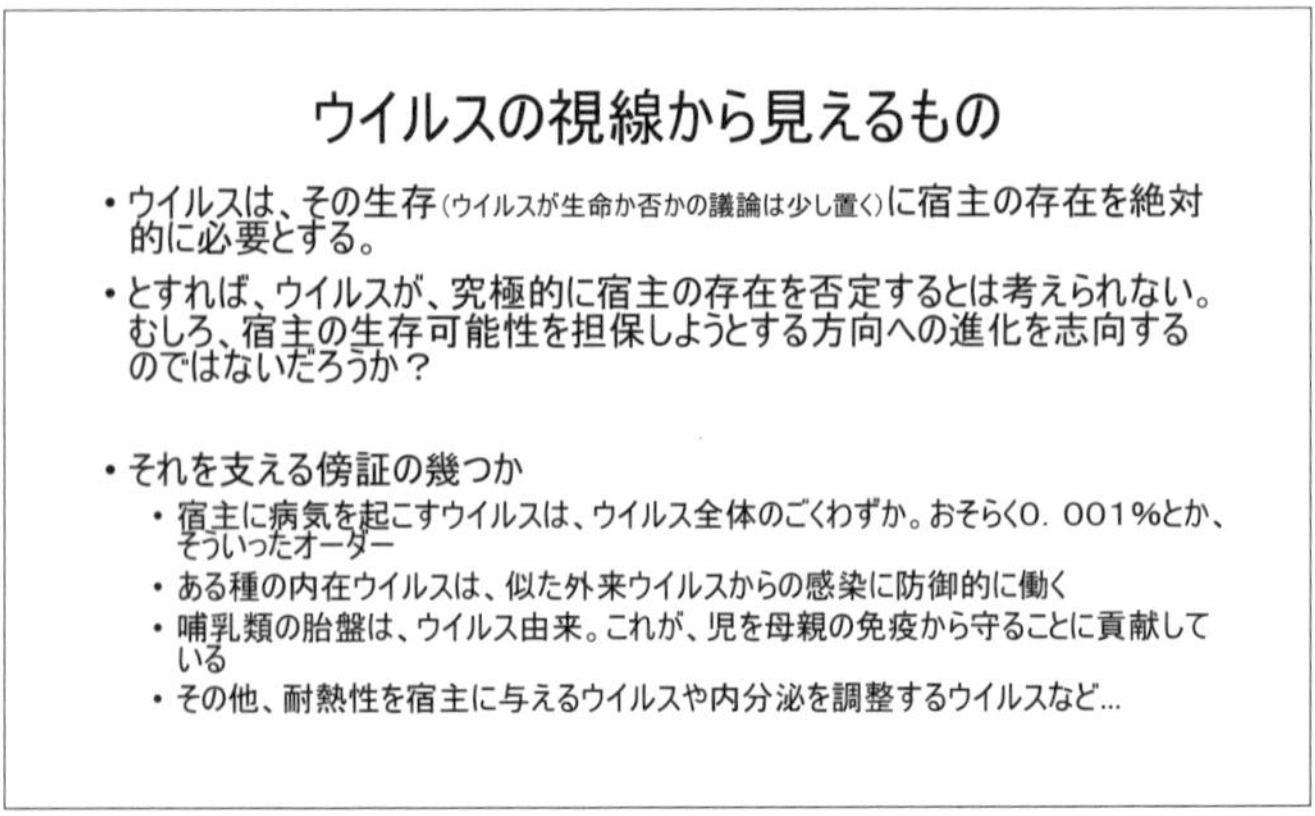

図26

ウイルスというのは、細菌とは違って必ず寄生する、感染する宿主が必要です。とすれば、ウイルス自体が究極的に宿主の存在を否定することはありません。

むしろ、宿主の環境適応性を担保する、上げる方向に働いているのではないかということが考えられます。

近年、それを支える傍証がたくさん見つかっています。例えば、胎盤の形成にウイルスが関わっているとか、ウイルスが寄生することでハチの幼虫の行動を変えるとか、ある種の内在ウイルスは似た外来ウイルスからの感染に対して防御的に働くとか。そういったことです。

さらにいえば、宿主に病気を起こすウイルスは、ウイルス全体のごくわずか、おそらく0・001％くらいであり、たいがいのウイルスがそうではない。そういう中で、ウイルスとの戦い、ウイルスの基本的秩序の書き換えということ自体が、我々の目指すべき方向なのだろうかと考えていました。

「収束」までのどのくらいの時間を要するのか

ウイルスを根絶することができないとしたら、「収束」とはどのようなことをいうのかを考え、それまでにどれくらいの時間が必要かというのをみんなで見通さないといけません（図27）。

収束というのは、基本的には集団が一定以上の割合の免疫を持つことでしか達成できないと私自身は思っています。

当初は6割から7割くらいかなと思っていたのですが、新しい知見に

現状は、
新型コロナウイルス・パンデミック

●もはや、ウイルスを根絶することはできない。

●問２：では、収束とは、どのような状態で、収束までに、どれくらいの時間が必要か？
●問２－１：収束とは、どのような状態か？
●問２－２：収束までにどれくらいの時間が必要か

図27

よると、３割くらいでももしかしていけるかもしれないと思います。かつてのスペイン風邪の事例を見る限り、当時の世界人口が20億人くらいで、そのうち５億人くらいのヒトが感染したといわれています。25％ですね。日本でいうと５千５百万人くらいの人口がいて、２千４百万人くらいが感染した、40％ほどです。それくらいの集団免疫があれば、もしかしたら、収束というか、ゆるやかな感染に移行することが可能なのではないかと考えます。

では、それにどれぐらい時間がかかるのか。それは取るべき対策によって

ウイズ・コロナ社会

- 問い3：今後、数年間で起こること
  - 問い3-1：アメリカ、ヨーロッパ、日本などで起こることは何か？
  - 問い3-2：問題の所在は、どこになるか？（アフリカ、南米、南アジア…）
  - 問い3-3：国際協調の行方は？
  - 問い3-4：ワクチンの開発は？（ワクチンは、生産と配布、二つの側面）
  - 問い3-5：治療薬の開発は？（まずは、既存薬の効果検討）

図28

違うだろうし、できるだけ感染を遅らせれば収束までの時間は長くなるでしょう。そういう意味では、ゆるやかな感染の中で収束を目指す場合、我々は少し長い視点で今回のコロナとつきあっていくという必要がある、たぶん、短い期間での収束は難しいのでは？と思うわけです。

ウイズコロナ社会の行方と我々の選択

最後にウィズコロナ社会について今何があるんだろう、ヨーロッパ、アメリカ、日本で起こっていくことは何なのだろう、そして今後の問題の所在はどこに行くんだろうと考える必要があります（図28）。

今、南米や南アジアで流行は起こっていますが、そうした国ではロックダウンすることが難しいわけです。社会的距離、ソーシャルディスタンスは豊かな国だからできるのです。そういった中にあって国際協力の在り方はどうあるべきかということを考えなければいけないし、ワクチンを開発してもその分配の問題はすごく大きな問題として残るだろうし……。

ポストコロナというか、収束した数年後の間に何が起るのか。

おそらく間違いなく起こるのは情報技術（IT）を中心とした社会がやってくることだろうと考えます。例えば現在盛んにおこなわれているZOOMでの会議や授業も、数カ月前ならば考えられなかったけれど、やらなければいけないとなると、あっという間に進んでいます。

しかしながら情報技術は手段であって、それが何か目的をもたらすものではないということも確かです。その技術を、ある種、強権的な、上からの監視的なものとして使っていくのか、あるいは、もっと連帯とか協調を

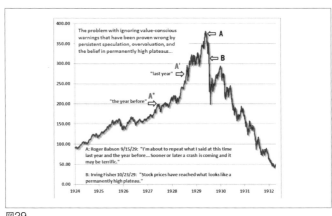

図29

深めるものとして使っていくのか。それは我々の選択として残る重要な問題です。

これ（図29）は、１９２９年の世界恐慌の時のアメリカの株価を示したスライドです。突然ですが「ポストコロナ社会」つまり終わった後に何が起こるんだろう、ということを考えた時、この図が浮かびました。１９２９年にブラックマンデーやチューズデー、サーズデーが起こり世界恐慌が始まるのですが、実は世界恐慌が本当に深刻になるのは１９３２年とか33年。つまり、2年3年かけて状況がひどくなり、

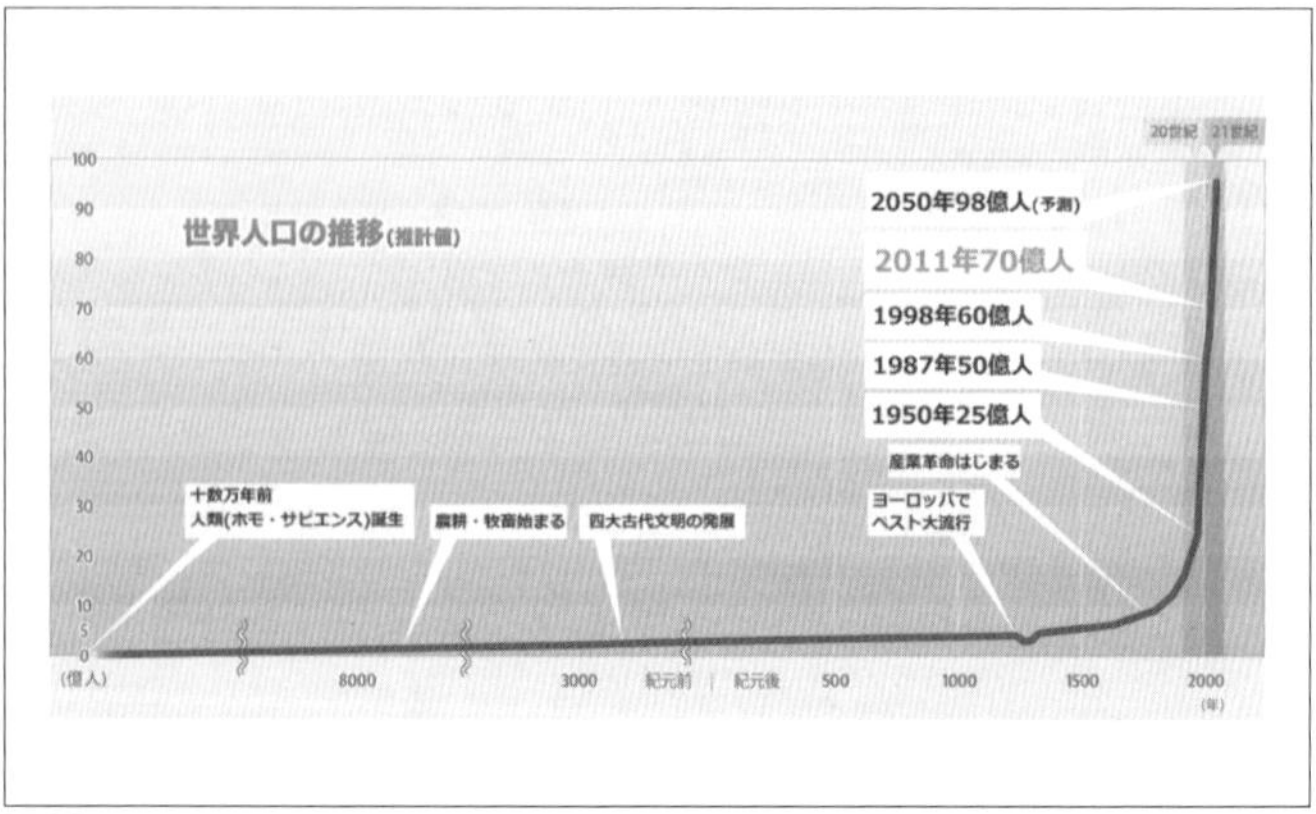

図30

それが本当に回復するのは1942年ごろと、10年くらいかかっているのです。悲観的に見る必要はないのですが、いろいろな意味、いろいろな側面があるので長期的に考えなければいけないのではないかと思いました。

世界的な人口減少の中で考える共生の在り方

もうひとつ、さらに長期的で、コロナとは関係ないと言われそうだけれど、これ（図30）は世界人口の推移です。徐々に人口が増えてきて、産業革命ごろからパーッと上昇していきます。世

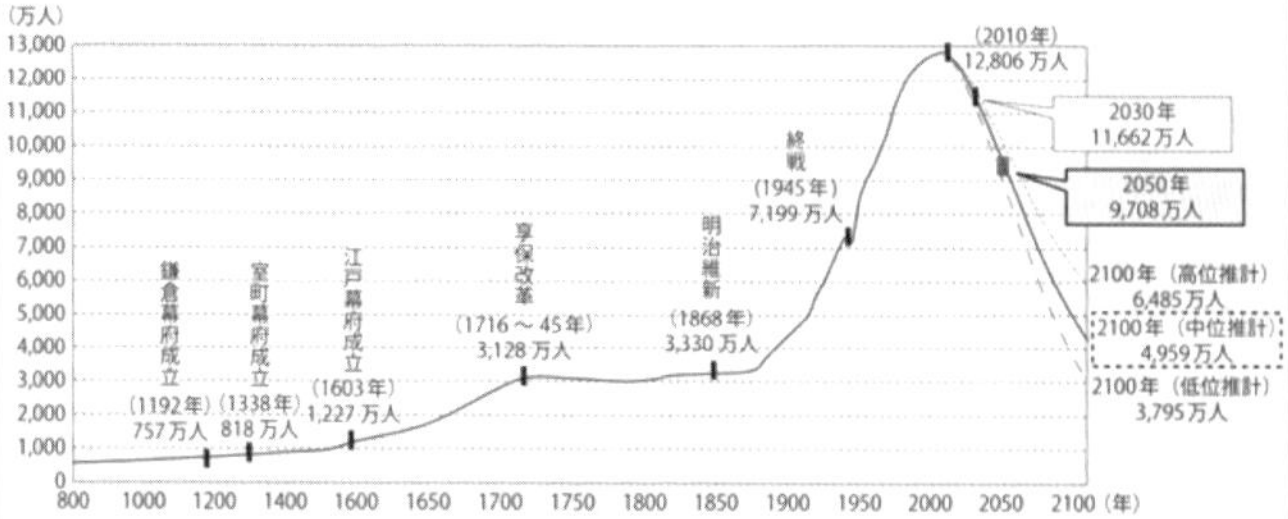

資料）2010年以前は総務省「国勢調査」、同「平成22年国勢調査人口等基本集計」、国土庁「日本列島における人口分布の長期時系列分析」（1974年）、2015年以降は国立社会保障・人口問題研究所「日本の将来推計人口（2012年1月推計）」より国土交通省作成

図31

界人口に関して今の国連の推計はずっと下方修正をしていて、２０５０年から２１００年のあたりでピークを迎えて、その後何が起こるかというと、同じスピードで人口減少していくだろうといわれています。

こちら（**図31**）は日本の人口予測です。奈良時代あたりからずーっと増えており現在はこのような状態です。２０１０年の１億２８０６万人がピークで、おそらく明治時代から増えていたのと同じスピードで徐々に減少していくという予測が出ています。世界人口との推移を先どりしています。

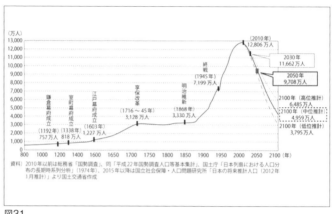

論点：みんなで考えてみましょう

●新型コロナウイルス感染の「第二波」の到来が懸念されています。日本ならびに世界の各地域をみた場合に、それがどのような形で起こる可能性があるのでしょうか？
「第一波」に対してなされた各国の対策をふりかえって、日本にとって「第二波」への備えとして、何が一番肝心になると考えられるでしょうか？

特に、「第一波」への対策において、その難しさが浮き彫りになったと考えられる、「感染症や疫学の専門家からの（様々になされる）予測や提言を、政策にうまく反映させるにはどうすればよいか」

「休業要請・自粛・行動制限がもたらす様々なリスクへの対応を、感染リスク対策のなかにどう織り込んでいけるのか（二者択一ではなくて）」という点についてはどう考えられますでしょうか？

●20世紀に主として科学技術や医療の進展によって、モノの生産・流通・消費の拡大、ヒトの無制限の往来、人口の増加と長寿化などが可能になりましたが、一方で環境の破壊や経済格差の増大もすすんでしまっています。このような文明のあり方が、今回の新型コロナウイルス感染の拡大の原因にもなり、またそれへの有効な対策をとっていくことの困難―端的には、感染症対策やそれと経済のバランスのとり方をどうしていくかという問題―をもたらしているとも考えられるように思えます。長い目でみたときに「ウイルスとの共生」を実現していくためには、大きく言うならば、このような文明のあり方を変えていかねばならないという気がしますが、もしそうであるなら、どのようなことから、そしてどこに力点を置いて、変えていくべき、あるいは変えていくことができる、でしょうか？

図32

我々はこれまで、戦争や飢饉などで人口が一時的に減少することはあったとしても人口増加を前提としてきました。しかし、これからの時代、ポストコロナというよりも、構造的な人口減少を迎える中で次の社会を考えていかなければいけないという意味では示唆的です。感染症との共生の在り方も、経済の在り方も、人口の推移に影響されるのではないでしょうか。そう遠くない時期に、おそらく起こるだろうということを最後にお話ししました。**(図32)**

以上です。どうもありがとうございます。

会場クロストーク「文明は感染症のゆりかご」

山本：せっかく恩師の片峰先生来ていただいているので一言お願いしてもよいでしょうか。

片峰：質問があります。今回は非常に示唆的な話でしたが、先生がひねり出した名言に「文明は感染症のゆりかごである」という話があります。しごく名言だと思いますが、実際今回のコロナも、グローバル資本主義の中で、そういった文明のゆりかごとしてあるということでしょうか？

山本：そう思います。

片峰：しかし結果として、もちろん今後どうなるかはわからないけれど、コロナは、自分のゆりかごであったグローバル資本主義、グローバル化を、それ自体の基盤を食いつぶそうとしています。

１９８０年代に流行したエイズも数千万人を殺しているけれど、あれは逆に、グローバル化を推進する役割を果たしていると僕は考えます。例えば、「グローバルヘルス」みたいな考え方はエイズからきました。エイズがもたらすアウトカムと、コロナがもたらそうとしてるアウトカムは若干違うんじゃないかと思うのですが、それについてどうお考えでしょう。

山本：感染症の疫学をやっている人間として、これまで私は、どうしてこのウイルスは流行したんだろう、その原因は何だろうと考えてきたのですが、最近、それはちょっと違うかなと思っています。

要するに、ウイルスや微生物はたくさんヒト社会にチャレンジしようとしているのですが、そのウイルスが流行するかどうかは、社会や文明といったこちら側が選ぶのではないかと。

常にパンデミックはその社会のもっている弱点を突くように出てきます。エイズの時も、びっくりしたわけです。生殖というものにのっかって感染が起こっており、感染を止めるわけにはいかないというところですごく驚愕しました。

今回のコロナウイルスに関していえば、パリやロンドンやニューヨークといったグローバル化の最先端で起こった上で、今度は、社会格差があるアフリカやインドなどで広がっていっているというのが示唆的です。
そこから社会をどう変えていくかというのは、今からの我々の重要な課題です。都市化というのは地球環境を考えると重要なんだけど、行き過ぎた都市化について考え直す必要があるということです。

本誌は「第14回長崎文献社文化フォーラム　コロナウイルスと長与専斎の先見」レポートという意味合いから、当日会場で使用されたパワーポイントをそのまま流用しています。画像使用にあたり、関係各所のご協力に感謝申し上げます。

あとがき

この本は、2020年7月7日（火）に長崎市で行われた長崎文献社文化フォーラム「コロナウイルスと長与専斎の先見」のレポートです。

実は、フォーラム開催日の前日は九州各地で100ミリを超える大雨がふり、ものものしい雰囲気の中でイベントが行われました。長崎でも引続き警戒が必要だったこともあり、参加を見合わせる方もおられました。

当日は、豪雨災害の影響から九州北部全域の交通が寸断されていたため、演者の一人である小島和貴先生が会場に来られないというアクシデントが起こりました。前日に空路で大阪から長崎へ入る予定のところ、便が欠航。急遽新幹線で福岡まで移動し、1泊して当日長崎入りすることに作戦変更しました。ところが、当日になると福岡発のJRも全便運休。

そこで、小島先生の発案でそのまま現地のホテルでＺＯＯＭ録画を行っていただき、メール送付された映像を会場で流すというアクロバティックな展開となりました。

文化フォーラムは14回を数えますが、このような展開は初めてです。講演を楽しみにしていながら、やむなく足を運べなかった皆様、大変お待たせいたしました。ようやく講演レポートが完成いたしました。小島先生、山本太郎先生のお二方にご提供いただいたパワーポイントも使わせていただき、資料性もさらに高まったものとなりました。

コロナウイルス禍は、未だ収束を見ません。しかしそのような時代だからこそ、人間とウイルスとの向き合い方をあらためて考える貴重な機会として本講演録をお役立てくださいますようお願いいたします。

イベント開催、そして書籍刊行にあたり、両先生方、そして序文執筆を快くお引き受けくださった片峰茂先生、関係各位のご尽力に改めて感謝申し上げます。

著者プロフィール

小島　和貴（こじま・かずたか）

The University of Texas-research fellow、桃山学院大学法学部准教授等を経て、現在、桃山学院大学総合研究所長、同評議員、同法学部教授、博士（法学）（慶應義塾大学）。著書・論文に『長崎偉人伝　長与専斎』（長崎文献社、2019年）、「内務省『予防行政』の展開と『小児保健所』構想」『桃山法学』（32号、2020年）など。専攻は行政学。

山本　太郎（やまもと・たろう）

長崎大学医学部卒業。京都大学医学部助教授、外務省国際協力局課長補佐等を経て、現在長崎大学熱帯医学研究所教授。日本登山医学界認定山岳医。著書に『新型インフルエンザ―世界がふるえる日』（岩波新書、2006年）、『感染症と文明――共生への道』（岩波新書、2011年）、『抗生物質と人間―マイクロバイオームの危機』（岩波新書、2017年）など。専攻は国際保健学。

長崎とコロナウイルス

発　行　日	初版　2020年11月25日
著　　　者	小島 和貴　山本 太郎
発　行　人	片山 仁志
編　集　人	川良 真理
発　行　所	株式会社 長崎文献社 〒850-0057 長崎市大黒町3－1　長崎交通産業ビル5階 TEL. 095-823-5247　FAX. 095-823-5252 ホームページ http://www.e-bunken.com
印　刷　所	オムロプリント株式会社

ISBN978-4-88851-353-1　C0047